コロナとワクチンの全貌

小林よしのり
Kobayashi Yoshinori

井上正康
Inoue Masayasu

小学館新書

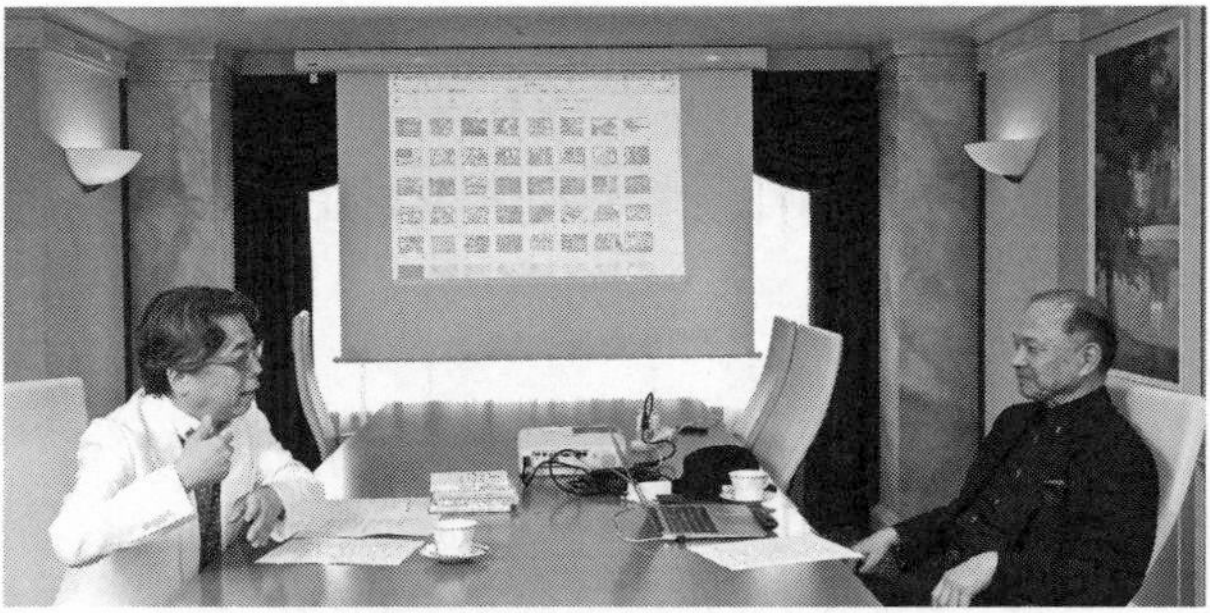

小林氏（左）と井上氏がコロナ全体主義社会に警告を発する

まえがき

コロナは子供を1人も殺していない、重症化した子供も極めて少ない、20代の若者もこの1年半で亡くなったのは10人。今後1人2人の誤差は出てこようと、コロナが吸着するACE2受容体が少ない20歳以下は感染してもほとんど死なないだろう。

わしはもうこのデータだけで、安心したのだ。かつて薬害エイズ運動に熱中した時は、エイズ入りの血液製剤を使用した子供がバタバタ死んでいくのを目の当たりにして、焦燥感を募らせたが、コロナは老人からお迎えが来るだけで、そこはインフルエンザと同じである。

インフルエンザは「老人の最期の命の灯を消す病気」と言われるが、わしもいずれインフルやコロナから、喘息を拗《こじ》らせ、肺炎で死ぬのだろう。それが人間の死の宿命だ。ジタバタはしまい。ただし、インフルは子供を脳炎にして、冬季に何十人も殺すので、警戒しなければならない。

コロナは子供に優しくて、未来のあるウイルスだ。実はコロナ禍では、超過死亡が減少するという日本特有の現象まで起こったので、老人も大して死んでなかったのである。一体、何が怖いんだろう？

日本人の被害の少なさは「ファクターX」があるためと言われたが、どうやら武漢株からデルタ株まで、日本人は何度もコロナに曝露・感染するうちに、自然免疫も獲得免疫も軍事訓練されて、随分、免疫が強化されたらしい。それは井上正康氏が医学的に証明してくれている。

海外では被害が大きかったのかもしれないが、世界の国々の新規陽性者数のグラフを見ると、日本ではこの1年半、ずっと「さざ波」だ。海外がパンデミックだからといって、日本もマネする必要はない。日本ではマスコミが煽り過ぎたために起こった誤情報の災害、インフォデミックである。

コロナ禍は、マスクの全体主義に始まり、ワクチンファシズムで終わるのだろうか？

日本は一神教の国ではないから、どうしても「個」が弱く、世間の目を気にして、同調圧力で自分の行為を決めてしまう者ばかりになる。

マスクは自分が同調圧力に負けさえしなければ、拒否することも可能だったが、ワクチンになるとそうはいかない。

ワクチンで「集団免疫」をつくることを国策にしてしまうと、家庭内でも、ワクチン打つ派・打たせる派と、打たない・打たせない派が言い争うようになり、家族や親戚内で分断が出来てしまう。

学校内でも、近所内でも、職場内でも、組織内でも、世間体を気にしてワクチンを打たねばならなくなり、もはや個人の選択の自由はなくなってしまう。これは恐ろしいことだ。

ワクチンを打つリスクとメリットは、あくまでも個人の判断によるべきなのに、「ワクチンで集団免疫を目指す」となると、他人のため、社会防衛のため、全体のためとなってしまい、簡単に全体主義が完成するのだ。全体主義下では、ワクチンを打たないことが利己主義と見られるので、もはや戦時中に子供を出兵させて喜ばないのは利己主義という価値観と同じになってしまう。

そもそも遺伝子ワクチンが効果があるのかどうかさえ、現在が第4相の臨床試験中なのだから、証明されていない。２回接種したワクチン先進国のイスラエル・イギリス・フランス・アメリカが、軒並み新規陽性者が急増し、２回じゃ効かないから3回目を打つなどと言っているのだから、まるでガマの油売りのようではないか。

わしとしては若者や子供にまで、ワクチン接種の同調圧力が迫ってくることを防ぎたいと思う。それが薬害エイズ運動で学んだことで、子供にリスクが及ぶ前に助けるのが大人の責任だと思うのだ。

小林よしのり

コロナとワクチンの全貌

目次

第3章 ● 誰も言わないコロナの正体……71

本文中カッコ内の※は巻末の出典参照

第1章

専門家は全く信用できない

一刻も早く本当のことを伝えなければ

小林　井上さんには、東京で開催した「ゴー宣道場」（2021年6月13日）にも来ていただいたのですが、新型コロナをめぐる問題についてとにかく、一刻も早く多くの人たちに本当のことを伝えなければならないという思いで一致した。それで、今回、改めて対談をすることになりました。

井上さんのことをご存じでない人もいると思うので、最初に簡単にご紹介すると、井上正康さんは大阪市立大学医学部の教授として研究活動をされ、その後、宮城大学の副学長をされていた方で、研究者としてすごい経歴の方です。ただし、わしは権威には騙されないからね（笑）。

井上さんは『本当はこわくない新型コロナウイルス』（方丈社）や『新型コロナが本当にこわくなくなる本』（松田《まつ》学《まなぶ》氏との共著：方丈社）などコロナに関する本を何冊か出されていて、わしも読んだんですが、とにかく、全部腑に落ちる、「なるほどなぁ」と納得できる、コロナのすべてを説明してくれる方なんですよ。テレビに出てくる専門家の言うことは何一つ納得できないけど、井上さんはわしが疑問に思っていたことにすべて納得できる形で明快に答えてくれる。だから、すごいんです。

井上　私も小林さんの『コロナ論』（扶桑社）や、ＹｏｕＴｕｂｅにアップされた動画などを拝見して、並の専門家が恥ずかしくなるぐらい、きちっとした分析をなさっておられるなと思って感心しました。

小林　ありがとうございます。

井上　ところが、ＹｏｕＴｕｂｅのコメントを見ますと、「漫画家風情《ふぜい》が」とか、「医師でもないのに」とかと、叩かれまくっているわけで（笑）。まあ、これが日本人の民度なんですね。権威にとらわれず、職業や専門性に関係なく、論理的、科学的に正しいことを言ってるかどうかを評価することが一番大事なんですが、それができない人が多い。

小林　何度も言っていることですが、わしは「インフルエンザは怖い」というのが前提にあって、インフルエンザに比べてコロナってどのぐらい怖いのかということを、データを見ながら考えてきました。

井上　それは正しいスタンスです。

完全に人災

小林　どうやらこのやり方が正しいようで、どんどん確信に変わっていったんですけどね。それで、わしがコロナはインフルエンザ以下じゃないかと言うと、テレビに出てくような専門家は、「インフルエンザと一緒だとか、風邪と同じだとかと言う人がいるが、全然違う。もっと恐ろしいものだ」と言うわけですよ。宇宙服みたいな防護服着て対処しなけりゃいけない恐ろしい感染症だと。

井上　2類指定（2類感染症相当以上の指定感染症）ですね。

小林　そうです。5月頃に大阪で医療崩壊が起きて大騒ぎになったけど、5類にしてインフルエンザと同じように一般の病院で診られるようにすれば、あんなこと起きないんですよ。それなのに、政府の分科会や医師会、テレビに出てくる専門家は、「自粛しろ、人流を止めろ、ロックダウンが必要だ」としか言わない。全然、説得力がない。

だから、わしの『コロナ論』や『コロナ脳』（宮沢孝幸《みやざわたかゆき》氏との共著：小学館新書）、作家の泉美木蘭《いずみもくれん》さんとYｏｕＴｕｂｅなどでやっている「よしりん・もくれんのオドレら正気か？」、それから、井上さんの出された本などを読んだり見たりしている人たちはとっくに専門家たちのおかしさに気づいているし、そういう人たちだけじゃなく、世間一般の普通の人たちも、政府やマスコミが言うことを、今やまともに信じなくなっていますよ。
緊急事態宣言が出ていたって、通勤電車は満員だし、ショッピングセンターも人がいっぱい。禁酒令に逆らってお酒を出している店も、人がいっぱいです。もう「マスクさえしてればいいんでしょ」って感じで、どんどん人流が増えている。明らかに人流が増えているのに、陽性者数は増えたり減ったりしていて、死亡者はやたら少なく、海外に比べてずっと「さざ波」状態。みんな人流なんて関係ないと気づいている。専門家の言うことを疑い始めているんです。

井上　そうですね。国民の大半が直感的にやっぱり何かおかしいと気づいている。しかし、社会的な同調圧力があるから、とりあえずマスクだけしておくと。マスクが外出するための防護服になっている。それもコロナウイルスから守るのではなくて、世間の目から守るための防護服になっている。

小林　世間体ですよ、日本人は。

井上　しかし、マスクすることが無害であれば何の問題もないんですけど、夏場などは、特に子供さんにとっては非常に危険なものになっています。
日本小児科学会は、今年（２０２１年）１月、乳幼児のマスク着用は、窒息や熱中症の危険が高く、自分ではずせないこともあるので、慎重にすべきで、子供についても同様に保護者や教職員などが注意深く見守るべきとのステートメントを出しています。医学界の中でも、小児科学会はまだまともなほうだと思います。
小林　それでも、今年2月に大阪府高槻《たかつき》市の小学校で、マスクをしたまま持久走をして小学5年の児童が死亡しているんですよ。子供にマスクを着けさせるのは虐待みたいなものです。痛々しくて、見ていられない。
井上　もう完全に人災ですね。

マスクは必要ない？

小林　コロナでは、いまだに20歳未満の世代では、死者は0人なんですよ。一人も死んでいない（8月12日時点）。子供やティーンエイジャーにとっては、本当に〝ただの風邪〟

図1 緊急事態宣言に効果はあるのか?

日本の新規感染者数の推移と緊急事態宣言の時期

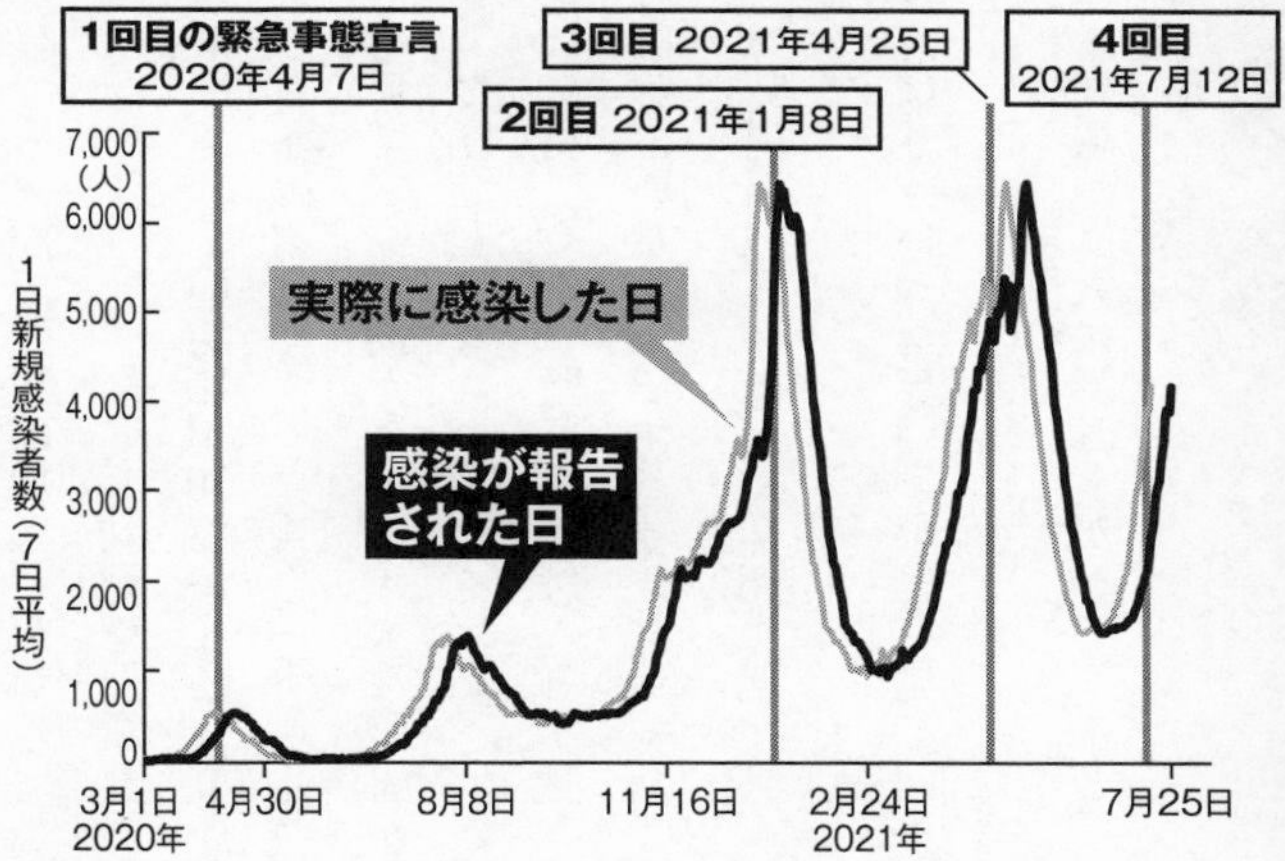

新型コロナは感染から発症まで平均で5日ほどで、発症して検査を受け、厚労省の統計に反映されるまで2～3日かかるので、1日当たりの新規感染者数の統計は1週間ほど前の感染者数を表すことになる。よって、グラフを左に1週間ずらせば、1回目と2回目の緊急事態宣言は、宣言前にピークアウトしていたことがわかる。3回目と4回目は、緊急事態宣言が出た後も感染者数は伸び続けていて、4回とも明確な効果は見えない。新規感染者数の数値は米ジョンズ・ホプキンス大学の「CSSE COVID-19 Dashboad」より。

です。20代でも全国で死者は10人。だから、子供にマスクなんか必要ないんです。

これがインフルエンザだと、幼児や児童を中心に毎年50〜200人のインフルエンザ脳症の患者が出て、その約10〜30％が死亡している（厚生労働省「インフルエンザ脳症研究班」による調査）。インフルエンザでは、子供がICUに入れられて人工呼吸器につながれたりしていて、命が助かっても重大な障害が残ることも多いのです。

この事実だけでも、コロナよりインフルエンザのほうが怖いことがよくわかると思うけど、テレビに出てくる専門家は絶対にそう認めない。大体、この重要な事実をマスコミぐるみで隠蔽している始末です。インフルエンザの恐ろしさを軽視してコロナの恐怖を煽るだけ。だから、わしはもう全く信用しないし、こいつら100％間違っているなという感覚で見ている。

井上さんはそういった専門家をどう見ていますか？

井上　彼らが間違った判断をしてしまうのは、現代科学の宿命でもあるんですよね。人類のもつ科学知識が膨大に膨れ上がってくると、一人の研究者がすべての領域を把握することができなくなる。

私はもう後期高齢者で、現役を引退した人間ですが、現役研究者というのはやはりコンペティションでトップを目指すわけですね。その最終ターゲットにノーベル賞などがあるんですが、そこに達するために、研究のエリアを絞って、タコつぼの中で一つのテーマを限りなく追究するわけです。

たとえば、京都大学iPS細胞研究所所長で教授の山中伸弥《やまなかしんや》さんにしても、東大名誉教授の児玉龍彦《こだまたつひこ》さん（医学者）にしても、誰もがご存じの通り、専門の分野ではすばらしい研究者なんです。だけど、そうなるためには、たくさんある木の枝葉をほとんど切り落として、1つの分野にだけ集中する必要がある。そうしなければ世界とは戦えない。これが現役研究者の宿命なんですね。

だから、そのタコつぼから一歩外に出ると、研修医並みの知識しか持っていなくて、とんでもなく的外れな主張をしてしまうということもありうるわけです。

しかし、日本人は権威に弱いですからね。科学というのは、本来、権威とは無縁なんです。ノーベル賞を取ろうが取るまいが、科学的に正しいかどうか、緻密にロジックを貫徹しているかどうかで判断すべきなんですが、「ノーベル賞学者がこう言った」と祭り上げてしまう。
その背景にあるのは、やはり欧米に対するコンプレックスです。欧米を見習え、欧米に追いつけ追い越せと、明治維新から頑張って、〝ジャパン・アズ・ナンバーワン〟と言われるところまで登り詰めてきた。鎖国状態の島国に住む民族がグローバルな社会に出ていくうえで、必要なことではあったんですが、その過去の成功体験に囚われているがために、こういうパンデミックが起きたときに、自分の首を絞めることになっている。

小林　欧米に比べて桁違いに被害が少ないのに、欧米のコロナ対策が正しい、欧米のマネをしなければならないと、何も考えずに追随しようとしていますからね。

井上　そうです。たとえば、集団免疫という考え方自体が、もう半世紀前の教科書的な、私が学生時代に習ったような知識なんですね。今の現役の研究者や医師は、公衆衛生とか、防疫とか、集団免疫とか、ほとんど習っていないと思いますよ。発展途上国と違って、そういった感染症対策はもう必要ないと考えられてきたからで、集団免疫というのを、何か怪しげな理論みたいに思っているんですよ。
だから、テレビに出てくるような自称専門家の人たちは、語る言葉を持っていない。自分の頭で考えるだけの知識もない。それで、欧米がやっていることをマネしておけば無難だと思って、ベラベラしゃべっているだけなんです。

小林　なるほどね。しかし集団免疫も知らないなんて、すごいですね。

専門バカ

井上　私は大学院で病理学という、いわゆる解剖学をやって、大学院の最後にインド・ペルシャ湾航路の船医をやったんですね。当時はペルシャ湾流域の住民は平均寿命が40歳くらいで、ほとんど住血吸虫症（住血吸虫という寄生虫による感染症）でやられていた。日本では日本住血吸虫がいなくなって、寄生虫学は要らなくなっていたんですが、一歩外へ出てみれば、もう圧倒的に、世界の七割以上は感染症で死んでいるということを船医をやったときに知りました。それが私の感染症との出会いでした。

その後、分子レベルから病気のメカニズムや原因を調べる分子病理学というジャンルを提唱し、その研究のために熊本大学で生化学から、有機合成、分子生物学までを全部やり直したんです。そこからアメリカに留学して、肝臓病学と栄養学をやった。日本に戻ってきてから、大阪市立大学医学部で分子病態学という新しいジャンルの研究をしてきました。

私はだいたい4年ごとに、医学の中でも少しずつ違うジャンルの分野をシームレスに勉強するというスタイルなんです。

小林　総合的にいろんなジャンルを学習されたことが、今回このコロナ騒動で発揮されているということですね。

井上　そう思います。大学生でも4年で学士になって、その分野で80点くらい取れるようになります。80点を100点にまで伸ばすには、その何十倍も勉強しないといけないが、分野を変えて4年勉強すれば、またその分野で80点取れる。こうして積み重ねていくと、総合的な物の見方ができるようになります。

だから、「専門は何ですか?」と聞かれたら、非常に尊大ですが、私は「医学です」と答えます。あらゆる病気を俯瞰《ふかん》的に見れるように学んできました。

小林　井上さんのように俯瞰的に見れる専門家がいないんですよ。だから、コロナが流行し始めた最初の段階から、わしは専門家会議、分科会その他にいる専門家というのは〝専門バカ〟であって、総合知がないと批判してきたんです。

本来なら政治家が総合知で判断すべきなんですけどね。感染症対策だけでなく、経済から何から、子供の教育や将来も含めた影響も考えて、政治家が総合的に判断しなければいけないのに、その責務を捨てて全面的に専門家に頼ってしまった。だから、コロナさえ抑えれば他はどうなってもいいと専門家が暴走し始めたわけですよね。専門家は黒子として政府に助言する立場なのに、政府の新型コロナウイルス感染症対策分科会の尾身茂《おみしげる》会長なんて、自分一人で会見を開いて国民に「自粛しろ」、人流を抑えるために「魅力的な場所を封じろ」と主張し出す始末。どはずれた憲法違反を言っている。

しかも、その専門家と称する人たちは専門であるはずの感染症やウイルスのことさえあまりわかっておらず、ほとんどの対策は無意味だったわけですね。

井上　その通りです。科学というのは、俯瞰的に物事をロジカルに考えるということなんですね。専門家を目指す者の最も重要なミッションは、各論から入って総論に変え、すべてを俯瞰視できるようにすることで、そのために各論を研究するんです。

小林　なるほど。それが本来の科学なんですね。

井上　ところが、今は科学研究費の予算を取ったら、すぐに結果を出さなければいけなくなっている。科学誌の「ネイチャー」や「サイエンス」に論文を載せてもらうために、どこまでも各論を突き詰めていく。そうしないと研究費さえ取れない。

文科省が役人的な発想で、国立大学を独立法人化した段階で、学問の自由が失われてしまったんですね。これが日本の科学界の一番大きな問題です。

自分で考えることを放棄している

小林　ちょっと耳にした話なんですけどね、2011年の東日本大震災の直後に、わしは石巻《いしのまき》に行ったんですが、井上さんも被災地に入られていたんですよね。

井上　ええ。ちょうど私、3・11が起きた2011年の3月末に定年退職しまして、4月1日に山形空港経由で仙台へ入りました。石巻など被災地に足を踏み入れたのは4月4日で、まだ自衛隊が遺体を引き揚げて袋に詰めて、番号札を立てていましたね。

小林　赤い旗のようなものをずらっと立てていましたよね。

わしは漁港に行ったんですが、魚介類の貯蔵庫のような建物があって、津波で壊れていて、そのまま放置されていたからものすごい異臭を放っていた。5分もなかにいられないようなすごい臭いでした。井上さんはそういう場所で活動をされていたと聞きました。

井上　はいはい。あの状況を見たときに、津波というのはネズミ1匹逃さない、根こそぎ破壊していくものだなと思いました。

ああいう状況になると、ありとあらゆるものが腐敗して、病原体が発生して、感染症が起きるんですね。だから、感染症対策をしなければいけない。

そこで、何をしたかというと、ラッパのマークの大幸薬品《たいこうやくひん》という製薬メーカーがありますでしょ。私がまだ現役だった頃、この会社の研究所長が「クレベリン」という非常に強力な二酸化塩素の殺菌剤を開発するために大学院に来て、私が指導をしたんですね。大幸薬品の社長と会長も私の友人で、倉庫にクレベリンが80トンあるというので、それをくれと。クレベリン80トンを宮城へ持っていって大学の体育館に置き、自衛隊やボランティアの方たちと一緒に、被災地3県で配って回ったんです。津波で生き残った被災者が、今度は感染症でやられないように対策をしようと。

小林　専門知を活かして、すばらしい活動をされていますよね。今回も、世の中がおかしな方向に進んでいるのを見て、義憤にかられて啓蒙活動をされているわけですよね。

わしはコロナ騒動が始まって、感染症に関する深い知識はないけれども、本当に死人が大量に出るパンデミックが来るというなら、どうすれば生き残れるのか、どういう仕事の仕方をすべきか、素人なりに真剣に考えてきましたよ。専門家と呼ばれる人たちの言葉も鵜呑《うの》みにせず、現実のデータと突き合わせたら全然合わないということは、「間違っているのではないか」と批判してきました。そうしたら、「お前は専門家じゃないんだから黙っていろ」とさんざん叩かれたわけですよ。

じゃあ、なにかと。あなたたちは政府が権威づけた専門家という連中に、自分の命も人生も職業も全部預けるのかと。

普段、政治のことだって政治家に全部預けていませんよ。選挙で選んだからといって、全部預けたりはしない。おかしいと思えば批判します。お上の言う通りに生きていません。それが民主主義の基本でしょう。それなのに、感染症ということになったら、政府が権威づけた人間だけを全面的に信じて、言いなりになるのかと。そんなバカな話があるかとわしは思うんです。

井上 その通りです。自分で考えて判断することを放棄する人が多すぎますね。

インフルエンザより怖くない

小林　わしは「東洋経済オンライン」に出ている陽性者数、重症者数、死者数の数字を見ながら、インフルエンザの統計データを調べて、比較して考えてきたんですよ。その上で、コロナはインフルエンザに比べれば全然大したことないという結論に辿り着いた。

だけど、その後、変異株がどうのこうのという話が出てきたわけじゃないですか。わしは「コロナなんて大したことない」と発信し続けてきましたが、もし日本でとんでもない変異株が出てきて、いきなりヨーロッパのようにドカーンと指数関数的に感染者が増えて、死者数が膨れ上がるような事態になったら、今まで主張していたことは全部間違いになり、完全に信用を失ってしまうんです。

だから、「コロナは危険だ」「自粛しろ」って煽るほうがはるかに楽なんですよ。被害が大したことなかったら、「みんな頑張って自粛したおかげです」って言っておけばいいんだから。その陰で飲食店のオーナーが首を吊っていようが、女性や子供の自殺が激増していようが、知らん顔しておけばいい。

だけど、「コロナなんて大したことない」と主張してきて、変異株とか何かでとんでもない事態になったら、「小林は嘘つきだ」と絶対に責められますよ。だから、常に状況を監視して、何か異変が起きたら、前言撤回して危機を伝えないといけない。もう毎日毎日、枕を高くして寝られやしない（笑）。

井上　それは本来、専門家がやるべきことで、小林さんが負うことじゃないんです。

本当の専門家というのは、自分の専門分野に立脚しながら、ジャンルを超えて広く俯瞰《ふかん》できる人で、そういう人が政治を指導すべきなんです。分科会の会長とか、医師会の会長とかいった人たちというのは、テクノクラート（高度の専門知識を持った行政官・高級官僚）であって、本当の専門家ではない。

だから、本物の専門家がきちっと政治を指導すれば、今の日本のような状況にはならなかった。本物の専門家がコロナ対策を策定したのがスウェーデンなんです。

小林　そうですよね。スウェーデンの感染症対策責任者のアンデシュ・テグネルという疫学者がものすごく優秀だったんですよね。

あの人は対外的には「集団免疫」という言葉は使わないんですよ。移動の自由や営業の

図2 2020年の自殺者は女性と子供が激増

2016〜2020年の自殺者数の推移（男女別、年齢階級別）

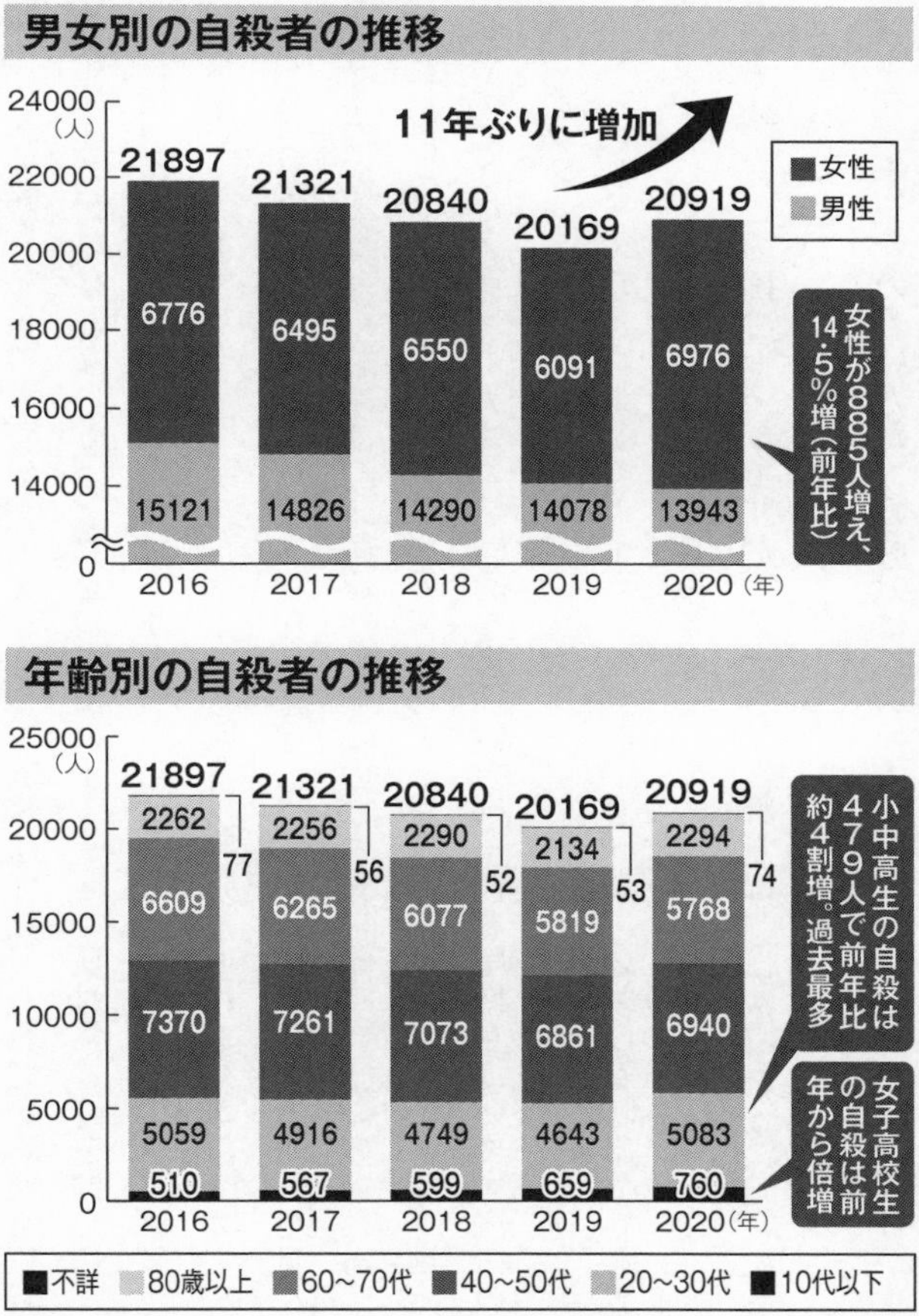

警察庁「自殺者数」統計、2020年の年齢別自殺者数については厚生労働省公表資料をもとに算出。文科省の有識者会議で示されたデータについての報道を参照

自由を制限することや、子供の教育の機会を奪うことも憲法で禁じられているから、そうした人権を制限する対策はしないと。それを建て前にすることで反対する者を抑え込んで、集団免疫を目指すんです。すごく頭のいいやり方。

井上　100年間、ノーベルコミッティ（ノーベル委員会）を牛耳《ぎゅうじ》ってきた国ですからね。ノーベル賞受賞者を選定するのは、大変な作業なんです。科学全体を俯瞰して見なければ、さまざまなジャンルの科学的な業績を比較するのは本当に難しい。この人にあげるか、あの人にあげるかというのは、ほんのちょっとの差なんですよ。そういう選定を100年間やってきたスウェーデンの学問的な選別能力は、他を圧倒しています。そのトップの一人がテグネルさんだと言えます。

スウェーデンでも、メディアはけっこうテグネルさんをバッシングしているんですよね。だけども、頑として受け入れず、初心を貫徹した。

小林　そうそう。どこの国でもそうですが、メディアと野党は、「感染者が多い」「死者が多い」「なんとかしろ」と言って政府与党を突き上げますからね。

だけど、スウェーデンの若い人たちの間では、街の中でもマスクなしで出歩けるからテグネル人気はすごいんですよ。Tシャツの絵柄にまでなっている。

〝ゼロコロナ〟はありえない

井上　日本でも野党は与党を攻撃していますね。ただ、スウェーデンと違うのは、日本の野党は圧倒的に勉強していないこと。いまだに〝ゼロコロナ〟なんて言ってますからね。バカじゃないの（笑）。

小林　これだけ世界中で広まって、0・1μm《マイクロメートル》という超極小のコロナウイルスをゼロにするなんてありえない。

井上　頑張って対策すれば、風邪やインフルエンザがゼロになりますかと。もしゼロコロナが達成されるとしたら、宿主である人間が絶滅したときですね。

小林　そういうことになりますね。

井上　ゼロコロナを目標にして政府に議論を吹っかけるのは、いかに勉強していないか、無知であるかを世間にさらしているだけです。それをはねのけられない与党も情けないですけどね。

小林　人間は本当に浅ましいと思うのは、スウェーデン以外の国はどこも「スウェーデンの戦略は失敗した」と報じるんですよ。自国のようにロックダウンして、個人の行動規制や飲食店の営業規制をするのが正しかったと。だから、スウェーデン国王のコロナ対策についての発言も歪めて伝える。

井上　国王は〝テリブリー・ソーリー〟と言っていましたね。

小林　それを日本のメディアは「コロナ対策に失敗した」と伝えるんです。だけど、実際は介護施設などで多くの人が亡くなったことを嘆くような言い方だったと。

井上　私も現地に知り合いの医者がいますので、聞いてみたら、「対策に失敗した」という意味じゃないと。「高齢者施設で非常にたくさんの死者が出たことを申し訳なく思う」と言っているだけで、政策を批判したわけではない。

小林　こういう誤訳を世界中でやって、成功している国を引きずり降ろそうとするんです。どこの国も卑しい奴っているんですね。

井上　実際、スウェーデンでは同じ戦略を今年も続けていますからね。失敗だと思ったらやめていますよ。

人口100万人当たりの累計死者数で比較したら、ブラジルやベルギー、イタリア、イギリス、アメリカ、スペイン、フランスなどより少ないのです。

小林　スウェーデンは人口当たりの累計陽性者数こそ多いものの、死者数はそんなに多くない（2021年7月31日現在の人口100万人あたりの累積死者数は、ブラジル2617人、ベルギー2178人、イタリア2118人、イギリス1914人、アメリカ1852人、スペイン1743人、フランス1658人、スウェーデン1451人：米ジョンズ・ホプキンス大学集計）。

スウェーデン在住の宮川絢子《みやかわあやこ》さんという女性医師がいて、ネットニュースで現地レポートなども書かれているんですが、彼女からしたら日本はこんなに感染者も死者も少ないのに、何を慌てているんやという印象だと思う。子供がPCR検査を受けて陽性反応が出たそうなんだけど、全然症状がなくて、トランポリンで遊び回っている動画をツイッターに上げているんです。

井上　やっぱりノーベル賞というニンジンを欲しがって追いかける国と、ニンジンをぶら下げて上から見下ろしている民族の民度の差ですよ。非常にしたたかですね。

小林　あの国があったから、テグネルがいたから、わしも主張に自信が持てた。日本なんてスウェーデンよりはるかに感染者数も死者数も少ないんだから、本当ならできたはずなんですよ。憲法を盾に取って、「移動や営業の自由を制限するなんてできません」「仕方がないんです」って言えば良かったんだよ。それなのに、逆に憲法違反の法律を作って制限しているんですから、馬鹿げていますよ。

第2章

日本でワクチンは必要なのか

ワクチンを打っても感染が止まらない

小林　この本が出る頃には、日本でもすでに何千万もの人が新型コロナワクチンを接種しているのだろうと思いますが、欧米の数十分の1くらいしか被害の出ていない日本で、果たしてワクチンが必要なのかとずっと考えてきました。

欧米がワクチンで収束を目指しているとなったら、欧米のやることはすべて正しいと盲信して、また真似をするわけです。

井上　そうですね。

小林　ワクチンしかないと思ってる。

井上　そのトップランナーがイスラエルで、現時点（8月）で国民の6割くらいが2回接種している。ワクチンのおかげで感染拡大が止まって非常に下がったと言うんですが、単に新規感染者数が自然増から自然減に転じたときに接種が進んだだけかもしれない。イスラエルと日本は人口が10倍以上差があるので、人口１００万人当たりの新規感染者数で比較すると、いったんは日本より下がりましたが、また増加し始めて日本より増えています。

図3 国民の過半数がワクチン接種している国で感染者が激増している

イスラエルとイギリス、日本の新規感染者数・新規死者数比較

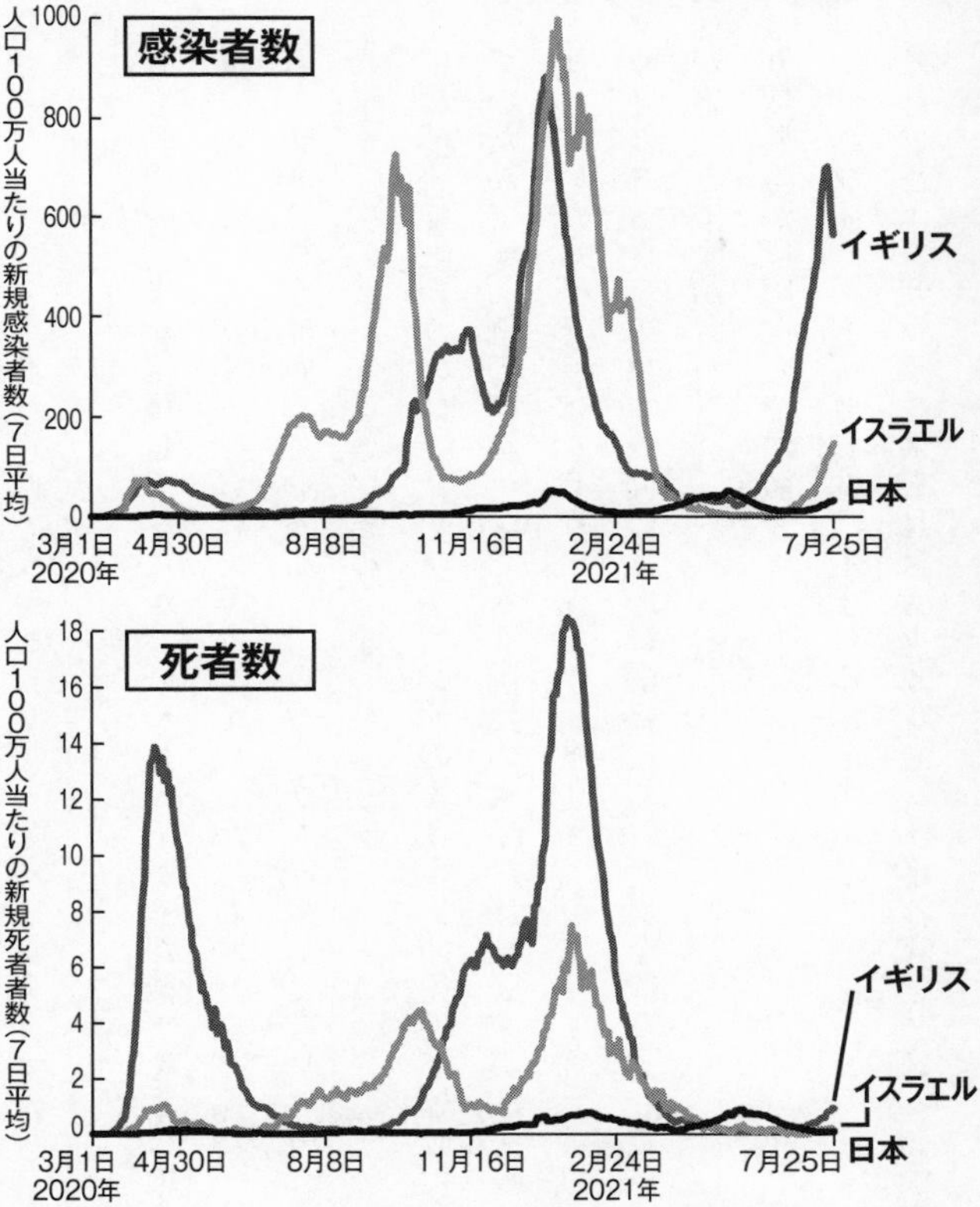

イスラエルもイギリスも2021年7月20日の時点でワクチン2回接種した国民が過半数に達しているが、デルタ株が広がると、新規感染者数は増加に転じた。しかし、感染者の増加に比して、新規死者数はさほど伸びていない。これはウイルスの弱毒化の結果との見方がある。数値は米ジョンズ・ホプキンス大学の「CSSE COVID-19 Dashboad」より。

イスラエル保健省は、ファイザー製のワクチンについて、感染予防効果が39％に低下したと発表しました。

小林　イギリスも国民の大半が接種しましたが、いったん下がった後、急激に増えて、次の波が来ていますね。この本が出る頃にはどうなっているかはわかりませんが、インドで最初に確認されたデルタ株が流行《はや》っているようで、ワクチンが効いてないように見える。まさかこんなに早く、次の波が来るとは思わなかった。

わしは基本的に感染症というのは、インフルエンザのように集団免疫に達したらそこで止まると思っていたんです。例えワクチンでも、国民の大半が接種して集団免疫に達すれば、止まると思っていたら、そうはならないんですね？

井上　コロナウイルスというのは、人間の意志に関係なく、変異を繰り返して、2週間に一度、変異株が出てきますからね。

小林　やっぱり変異株が原因なんですね。

インフルエンザのウイルスも、変異株は生まれるんですか？

井上　はい。インフルエンザウイルスもＲＮＡウイルス（リボ核酸をゲノムとするウイルス）なので、変異します。少しずつ変異していくから、インフルエンザもワクチンがあまり効かなくて、1年経って抗体も消えて、冬になると大きな流行がまた起きるのです。

インフルエンザワクチンの有効率は50％程度とされていますが、これがちょっと怪しいんですね。1987年に「前橋レポート」という調査報告が出ています。群馬県前橋市の開業医の方たちが、学校でインフルエンザワクチンの集団接種をしているが、流行を抑える力がほとんどないのではないかと疑い、比較試験をやってみたところ、接種群と非接種群でほとんど差がなかったと。それで、厚労省に問題提起し、厚労省も後追いで調査して、1994年に学校での集団接種が中止され、任意接種になりました。

重症化を抑える？

小林　今はインフルエンザの感染を抑えるというよりも、重症化を抑えるためのものだと言われていますね。

井上　それは詭弁《きべん》ですね（笑）。

小林　えっ！　そうなんですか。

井上　理屈で考えれば、おかしいんですよ。抗体というのは、ウイルスが体に入ってきたときに撃ち落とすミサイルです。細胞性免疫というのは、ウイルスに感染した細胞を殺す殺し屋です。ワクチンはこうした抗体や細胞性免疫を作り出して、「感染を防御する」というのが、医学の教科書的な常識です。

感染を防御できないということは、ウイルスの増殖を抑えられないということで、ウイルスを撃ち落としていないし、感染した細胞を殺してもいない。それでどうして重症化を防げるのでしょうか。

小林　言われてみればその通りですね。

インフルエンザだと、高齢者の介護施設などで集団感染が起きて十数人が死んだとか、そういったことが起きていますからね。介護施設などに入っている高齢者はみんな接種しているはずなんですが、重症化を抑えているようには見えない。介護施設に入る健康状態の高齢者は、免疫が弱っているという面もあるのでしょうが。

コロナに話を戻しますと、新型コロナが収束したかに見えたイギリスやフランスやイスラエルで新規感染者が増加していると。それで、デルタ株の変異株に対してワクチンは感染を防ぐ効果がかなり低そうだが、重症化を防ぐ効果はあるようなので、ワクチン接種は進めるという話になっているわけですが、今のお話からすると、コロナワクチンは重症化を防ぐというのも怪しい？

井上 もし、重症者や死亡者が減っているとしたら、単にデルタ株が弱毒だったからではないでしょうか。弱毒なウイルスほど宿主を傷めないので感染を広げやすくなります。そして、流行の波ごとにウイルスは弱毒化していくというのが感染症の基本ですからね。全く効果がないというわけではないでしょうが、ワクチンを打っても打たなくても大差ないと思います。

小林 しかし、世界中ですでに何十億もの人々がワクチンを接種していますが、これから流行する変異株に対して、あまり効果がないものを打たされてきたってことじゃないですかね。

井上 そういうことになりますね。ワクチン接種で新規感染者が激減したという国も、単に自然減で減っている期間中にワクチン接種を進めていただけかもしれません。よくできたストーリーです。

ワクチン接種後の死亡者数が多すぎるんじゃないか

小林　それどころか、ワクチンを接種した人がその直後にけっこう亡くなっている。日本でも厚労省の発表（「新型コロナワクチン接種後の死亡として報告された事例の概要」２０２１年7月21日）によると、2月17日から7月11日までに６６３件の死亡例があって、7月12日から7月16日までに医療機関や製造販売業者から死亡として報告された事例が83件あったと言うんです。合計で７４６人が亡くなっている。

ところが、厚労省は、専門家が評価して、ワクチン接種との因果関係がはっきりしている死亡例は1件もないと言っているわけです。前回の報告では、ファイザー製コロナワクチンを接種した7日後に血小板減少症で死亡した80歳の女性の症例について、初めて「因果関係が否定できない」と認めたのですが、再検討した結果、「因果関係不明」とされている。

井上　あくまでワクチンと因果関係のある死亡は1件もないと。

小林　一方で、厚労省の副反応検討部会の専門家が６６３件の死亡例について評価した結果として、「ワクチンと症状名との因果関係が認められないもの」は3件なんです。「因果関係がない」と断言できるのは3件だと。

結局、「情報不足等によりワクチンと症状名との因果関係が評価できないもの」が660件だとしている。つまり、ほとんどが情報不足で因果関係があるのかないのかわからないと言っているんですね。

井上　評価を避けているわけです。

小林　今ある情報では判断できないと。

それで、わしはインフルエンザワクチンではどうなのか調べてみたんですよ。これも厚労省の発表ですが、最新で「令和元年シーズンのインフルエンザワクチン接種後の副反応疑い報告について」という報告が出ていて、それを見ると、副反応疑いの報告数として、「重篤報告数」として148件、そのうち「死亡報告数」として6件と出ている。

専門家が評価して、この6件のうち、2件は「ワクチン接種との因果関係は否定的」とされていて、4件が「因果関係は不明」とされていた。このシーズンのインフルエンザワクチンの接種回数は、約5650万回（1回接種と2回接種を含む）と推計されているのに対し、新型コロナワクチンは7月11日の時点で約6500万回（同前）なので、インフルエンザワクチンよりも少し多いが、原因不明の死者ははるかに多いんですよ。

井上　明らかに多いですね。

小林　わしがこういうことを言うと、「日本の年間の死亡者は138万人で、1日当たりで平均すると、毎日3800人くらい亡くなっている計算になるから、その中にワクチンを打った人も含まれていて、たまたま寿命を迎えただけだ」と反論してくる人がいるんですけどね。

そうじゃないんだよ。死亡を確認した医師が、ワクチンの影響を疑って厚労省に報告し、個々の症例を専門家が見て、ワクチンと因果関係がある可能性が高いと判断したのが0件、因果関係が不明で判断できないという死亡例が、新型コロナワクチンでは660件、インフルエンザワクチンでは4件あったということなんですよ。これら以外にワクチン接種後に死んでいる人なんて、山のようにいるんだよ。

なんでもかんでも死んだ人をカウントしているのは、コロナ死の統計のほうなんよ。がんだろうが老衰だろうが熱中症だろうが、PCR検査で陽性だったら、全部コロナ死として扱って、死者数を水増ししてきたわけよ。

コロナワクチン接種後の死亡報告では、ほとんどが専門家も因果関係がわからない、判断できないとしている。なぜ判断できないのかというと、要するに、人類向けに初めて実用化されたワクチンで、長期的な影響を検証しないまま接種を始めたので、何が起きるかわかっていないからでしょう。

井上 アメリカではファイザー製ワクチンの臨床試験に4万3000人が参加していますが、日本での臨床試験ではたった160人ですからね。アメリカ人には問題なくても、日本人に何か問題が起きるということは、十分、ありうることです。

小林 何が起きるかわからないのに、政府も医療従事者も異常に前のめりで、やみくもに接種を進めようとしている。子供にまで打たせようとしている。不信感を感じるのが当然ですよ。

ワクチンが作るスパイクたんぱくは毒か

井上 ワクチン研究では世界トップクラスの米ソーク研究所からコロナウイルスの感染メ

カニズムに関する研究論文が２０２１年３月31日に出ているのですが、そこには衝撃的なことが書かれているんです。（※１）

ウイルスが作り出すスパイクたんぱく質（ウイルスの外側のトゲトゲの部分）が人間の細胞のＡＣＥ２受容体（アンギオテンシン変換酵素。血管の細胞の表面にある膜たんぱく質で、血中のホルモン、アンギオテンシンを選択的に代謝する）に結合すると、血管の内皮細胞のミトコンドリアが暴走して、細胞がアポトーシスという〝自殺反応〟を起こすというのです。これはすごい発見なんです。

小林　えーっと、スパイクたんぱく質がＡＣＥ２受容体に取りついただけで、細胞が死んでしまうということですか？

井上　そうなんです。

小林　通常は、ウイルスの表面にあるスパイクたんぱく質がＡＣＥ２に結合して、そこから細胞の中にウイルスのＲＮＡが侵入していくとされていますよね。それで、ウイルスに感染した細胞はウイルスを複製し続け、最終的にその細胞は〝殺し屋〟のキラーＴ細胞に殺されるといわれていますが。

井上　いや、それはそうなんですが、細胞が死ぬのはそういうケースだけではないということです。

ウイルスは細胞に侵入するときに、ACE2に結合するのですが、その後、血管の壁にはスパイクたんぱく質を分解する酵素があるので、それがスパイクたんぱく質をチョキンと切るんです。その途端、2つのシャボン玉が1つに融合するように、パッとウイルスと細胞が融合して、ウイルスが侵入していく。つまり、「結合」して「融合」するという2ステップになっている。

ところが、この研究で明らかになったのは、スパイクたんぱく質がACE2に結合するという1ステップだけで、細胞が自死してしまうことがある。結合しただけで死ぬ。

常に全部、自死するとなると、ウイルスの複製ができなくなるので、一部でそうした反応が起きるということだと思いますが、結合しただけで細胞が死ぬということは、スパイクたんぱくは〝毒〟ではないかということです。

小林　それってもしかして……。ファイザーなどのmRNAワクチン（メッセンジャーRNAワクチン）もさまざまな細胞に入り、細胞にスパイクたんぱく質を産生させますよね。

そのスパイクたんぱく質で免疫反応を引き起こして抗体を作るしくみといわれています。じゃあ、ワクチンのスパイクたんぱく質も、結合しただけで細胞を殺してしまうということが起こりうるということ？

井上　私もそれを疑っていますが、そうした検証をした研究結果はまだ出ていなくて、よくわかっていません。

この論文を紹介したソーク研究所のリポートには、新型コロナウイルスのスパイクたんぱく質について、「ワクチンによってコード化されたたんぱく質とは異なる挙動を示す」という注意書きが入っています。（※2）

しかし、本当にそうなのかと。

ファイザーやモデルナのmRNAワクチンのmRNAというのは、新型コロナウイルスのRNAからスパイクたんぱく質を産生する部分だけを切り出して、RNAの塩基配列、A（アデニン）、G（グアニン）、C（チミン）、U（ウラシル）のうち、Uのところを1-メチルシュードウリジンという化学合成した物質に置換して、脂質膜で包んだものなんですね。これが細胞に入り込んでスパイクたんぱく質を産生させて、免疫反応を惹起して、中和抗体を作らせるというしくみです。

天然にはない物質で置換することで、分解されにくい安定したものになっていて、これは非常に巧みなデザインなんですね。なるべく長く体の中に留まり、いったん細胞の中に入ると、スパイクたんぱく質を長期にわたって作らせるようにしている。mRNAだから、細胞の核には入り込まずにやがて分解されるだろうとはいわれています。

ただ、コロナウイルスの産生したスパイクたんぱく質が、ACE2に結合しただけで、細胞が自死することがあるのなら、ワクチンが作り出すスパイクたんぱく質でも同じことが起きるのではないかという懸念があります。

小林　なるほど。実際に、アストラゼネカ製のウイルスベクターワクチン（スパイクたんぱく質の遺伝子をアデノウイルスに組み込んだワクチン）については、稀に血栓症が起きることが確認されていますね。

ワクチン・ファシズム

井上　今、ファイザーの元ヴァイス・プレジデントのマイケル・イードンという人が、Y

ouTubeで「ファイザー製ワクチンでできるスパイクたんぱく質に対する免疫系は、胎盤や卵巣を攻撃して不妊症を起こす危険性がある」と告発していて、ネットで話題になっています。動画はすぐにYouTube側が削除したので、今は見れなくなっているんですけどね。

小林 ワクチンに否定的な言論や表現は、YouTubeは、ガンガン削除しますからね。この5月15日に、YouTubeの「よしりん・もくれんのオドレら正気か?」のライブ放送中に、わし宛てに届いたワクチン接種券を破り捨ててやったら、動画を削除された(笑)。

言論の自由のない〝ワクチン・ファシズム〟だよ、これは。

井上 いや、本当にそうですね。

このイードン氏の告発について、河野太郎《こうのたろう》大臣がわざわざ自身の公式サイトで、「ワクチンデマについて」と題して取り上げて、不妊症になるというのはデマだと断定しているんですが、私はそんなに簡単に切り捨てていいことだとは思えません。

ファイザーがワクチンの承認を受けるために提出した動物実験の資料が、厚労省の外郭団体である医薬品医療機器総合機構のサイトに公開されているんですね（※3）。

それを見ると、ラットに投与されたワクチン（実験では体内でワクチンと同じ挙動をする物質が使われている）が体内にどのように分布するかを調べた結果が出ていて、48時間後に肝臓に24・3μg《マイクログラム》（脂質換算）／g、脾臓《ひぞう》に23・4μg（脂質換算）／g、副腎に18・2μg（脂質換算）／g、卵巣に12・3μg（脂質換算）／gが分布するとしています。その右側の欄を見ると、ワクチン投与量に対する割合が出ていて、48時間後に肝臓で16・2％、脾臓で1・03％、副腎で0・106％、卵巣で0・095％と出ている。

河野太郎大臣は、「こびナビ」というワクチン接種を推進している組織をアドバイザーにして、「単にごく微量が卵巣に一時的に分布したということであり、蓄積というのは明らかな誤りです」と反論していますが、卵巣に集まるのは事実なんですね。

小林　「こびナビ」って、元厚労省医系技官が代表を務めているでしょ。コロナワクチンに反対している人間を、「ワクチンにマイクロチップが入っている」だの、「5Gで操られる」だの、くだらないデマや陰謀論を信じているアホのように扱っているが、そんなもの信じているやつなんてほとんどおらんわっ！

そうやってワクチンに反対する人間を陰謀論者扱いして、自分たちには知性があり、正しいことを言っているかのように見せかけているから、ホントに腹が立つんよ。

井上　まあまあ、落ち着いて（笑）。

ファイザーのワクチンは筋肉注射なんですが、筋肉はスパイクたんぱく質を作りやすいからそこに注射して、ワクチンは速やかに分解されるといわれていたんですね。ところが、実際には筋肉はポンプみたいなものなので、腕を動かすとあっという間にリンパ系から静脈系に入って、血流に乗って全身に回る。ｍＲＮＡは脂質膜に包んであるから、すぐに分解されずに長持ちして、そういう挙動をするわけです。そして、ワクチンは血流に乗って肝臓や脾臓に行き、卵巣に行っていた。私はそのことに驚いたんです。

コロナワクチンを接種すると、副反応で腕が腫れて、腕が上がらなくなるほどの痛みが出たりしていますよね。やっぱりそれって、細胞がワクチンに攻撃されているわけですよ。それでも、腕の筋肉周辺だけでワクチンが留まってそこで分解されているのなら、まあ、まだマシですよね。しかし、肝臓や脾臓、副腎、卵巣といった内臓にまで到達していたとしたらどうなのか。卵巣が攻撃されたら卵巣炎になる可能性がありますね。

小林　確かに、あんなに激しい副反応がかなりの頻度で起きるワクチンって、なかなかないですよね。
河野大臣の反論も「蓄積というのは明らかな誤り」と、蓄積はしていないと言っているだけで、「有害事象は起きない」とは一言も言っていませんからね。言質を取られないように、逃げているんだと思う。

ADEが起きている可能性

井上　イギリスやイスラエルで感染者が増加していて、ワクチンを2回接種した人もかなりの割合で感染しているようなので、もしかしたら、ADE（抗体依存性感染増強）が起きているのかもしれないんですね。
小林　やっぱり。
井上　コロナウイルスの場合、ワクチンを打つと、良い抗体と悪い抗体ができるんです。良い抗体とは中和抗体で、コロナウイルスを排除する抗体です。悪い抗体とは感染増強抗体と呼ばれていて、逆にウイルスを増殖しやすくする抗体で、その両方ができます。ワクチンを打って両方の抗体ができたときに、中和抗体が感染増強抗体を勢力で上回れば、そのワクチンは感染や重症化を防ぐと。逆なら感染も重症化もしやすくなるのです。

ワクチンが変異株に効かなくなったとするならば、ワクチンで誘導される中和抗体の効果がなくなったということで、その一方で感染増強抗体は相変わらずできるので、必然的に勢力が逆転することになります。感染増強抗体の影響の方が大きくなった状態が、ＡＤＥです。

実は同じコロナウイルスのＳＡＲＳ（重症急性呼吸器症候群）やＭＥＲＳ（中東呼吸器症候群）でもワクチンが開発されていたんですが、ＡＤＥが起きるため、結局、開発が頓挫したんですね。ファイザーやモデルナが策定し、厚労省に提出した新型コロナワクチンに関する「医薬品リスク管理計画書」（開発段階、承認審査時から製造販売後のすべての期間において、医薬品のベネフィットとリスクを評価し、これに基づいて必要な安全対策を実施することで、製造販売後の安全性の確保を図ることを目的とする計画書）には、想定される重大な潜在リスクとしてＡＤＥが挙げられています。その理由として、ＳＡＲＳやＭＥＲＳのワクチン開発ではラットやフェレット、霊長類での動物実験で疾患増強が認められたからとしています。流行初期の頃の株ではＡＤＥは起きなかったが、変異株では起きるかもしれない。

小林　最初から、起きる可能性があると想定していたんですね。

井上　その通りです。

小林　もちろん、まだ起きているかどうかははっきりしていませんが、もしＡＤＥが起きていたら、ワクチン接種した人の方が感染しやすくなり、重症化もしやすくなるわけです。

小林　この本が出る頃には、おそらく日本人の５割とか６割とか、かなりの人が接種しているはずですが、ＡＤＥが起きるとしたら大変な事態になる気が……。井上さんが危惧していることが現実にならないことを祈るばかりです。

中国が不活化ワクチンを作った理由

井上　ちょっと話がそれますが、中国のゲノム科学は非常に進んでいて、科学誌の「ネイチャー」や「サイエンス」には中国の研究者の論文がバンバン載っていて、日本をはるかに凌駕《りょうが》しています。

その中国が当初、なぜ遺伝子ワクチンを作らずに、従来型の不活化ワクチン（病原体の細菌やウイルスを殺して感染力を持たないようにしたものを体に入れて免疫を誘導する旧型のワクチン）を作ったのかという疑問があるわけですね。

武漢のウイルス研究所で生物兵器を開発しているとか、研究所からコロナウイルスが漏れたとか、いろんな噂があって、WHOも調査に乗り出していましたが、少なくとも、ずっと前からコロナウイルスの研究をしてきたのは確実です。だから、予防策もワクチンの開発も一番進んでいるのは中国なんです。

遺伝子ワクチンを開発する能力があるのに、なぜ不活化ワクチンなのかというと、彼らは遺伝子ワクチンが危ないと考えていたからなのではないかと思うのです。

小林　しかし、中国の製薬会社シノファームやシノバックの不活化ワクチンは感染防止効果が低くて、導入したモンゴルやインドネシア、アラブ首長国連邦（UAE）などの国では感染拡大が止まらなくなっていますよ。

井上　中国製ワクチンは最初に流行った武漢型のウイルスで作られていますからね。中国では効いたけど、変異株には効かないんでしょう。ダットサン時代の車を今売り出しているようなものです。

だから、彼らは遺伝子ワクチンのリスクを知っているのではないかと。

小林　中国はｍＲＮＡワクチンを作る技術力がないから、不活化ワクチンを作ったのだと思っていました。

井上　いえ、そんなことはありません。少なくとも日本よりははるかに進んでいる。彼らはゼロを1にする能力はなくても、1を10や１００にする能力は高い。中国製のスマホを見てもそれはわかりますね。ｍＲＮＡワクチンというのも人類向けには初めてですが、動物向けにはすでにあって、それほど新しいアイデアというわけではないのです。

20年前にＳＡＲＳが流行して、それ以来ずっと、コロナウイルスの研究もしてきたわけですからね。

人は血管とともに老いて死ぬ

小林　なるほど。むしろ欧米のほうがコロナの研究では遅れているから、ｍＲＮＡワクチンを作っちゃったのかもしれませんね。

実際に、ワクチン接種後に亡くなった660人の死因を見ていくと、血栓症や血管障害の病気が多いんですよね。

先ほどの厚労省の発表「新型コロナワクチン接種後の死亡として報告された事例の概要2021年7月21日」（P62〜63図4参照）を見ると、死因で一番多いのが「状態悪化」で44人、次に「心肺停止」で43人、「心不全」が34人、「急性心不全」が32人、「心筋梗塞」が27人、「誤嚥性肺炎《ごえんせいはいえん》」が26人、「急性心筋梗塞」が24人、「肺炎」が24人、「脳梗塞」が21人、「くも膜下出血」が21人、「脳出血」が20人、「マラスムス（エネルギーやたんぱく質の不足で起きる栄養障害）」が20人、「大動脈解離」が19人となっている。あと、死因が「不明」とされているのが142人です。

井上　「人は血管とともに老いて死ぬ」という名言があるんですが、こうしたくも膜下出血や脳出血、心筋梗塞など大半の病気は、血栓症と血管障害で説明ができるんですね。

だから、ワクチン接種後に亡くなった患者さんの病理解剖を実施すれば、それが明らかになるのですが、ほとんど実施されていないのが現状です。

小林　今年（2021年）6月23日に、米国疾病予防管理センター（CDC）は、新型コロナワクチンを接種した若年層に心筋炎と見られる症状が、１０００件以上報告されていると発表しています。日本感染症学会が６月16日に発表した「ＣＯＶＩＤ－19ワクチンに関する提言（第３版）」では、ワクチン接種後の心筋炎について以下のように書かれています。

〈海外の数か国からファイザーのワクチン接種後に心筋炎の症例が報告されています。年齢は14～56歳の範囲で、10代から20代の男性に多くみられています〉

〈決して高い頻度ではありませんが、２回目接種後の心筋炎発生率は16～24歳の心筋炎の通常の頻度を上回っています。少なくとも81％の患者は完全に回復しています〉

16～24歳では通常の頻度を上回っていると言っている。81％は回復したと言うんだけど、残りの19％はどうなったのかのほうが気になりますよ。

井上　ワクチン接種後に、若い人のほうが心筋炎になりやすいというのは、非常に気になりますね。

小林　本当にそう。日本でもファイザー製ワクチンの接種後に８人の心筋炎が報告されていると書かれていますが、日本で接種しているのは、医療従事者も含むものの、高齢者が

脳ヘルニア	1
心臓障害	**225**
うっ血性心不全	3
たこつぼ型心筋症	1
冠動脈血栓症	1
冠動脈閉塞	1
急性冠動脈症候群	5
急性心筋梗塞	24
急性心不全	32
狭心症	2
徐脈	1
心タンポナーデ	8
心筋炎	2
心筋虚血	8
心筋梗塞	27
心筋症	1
心筋断裂	1
心原性ショック	1
心室細動	4
心障害	4
心停止	8
心嚢液貯留	1
心肺停止	43
心不全	34
不整脈	10
慢性心不全	3
神経系障害	**94**
くも膜下出血	21
意識レベルの低下	1
意識消失	1
意識変容状態	1
筋萎縮性側索硬化症	1
視床出血	2
出血性脳梗塞	1
小脳梗塞	3
小脳出血	3
大脳静脈洞血栓症	1
大脳動脈塞栓症	3
低酸素性虚血性脳症	2
糖尿病性昏睡	1
脳幹梗塞	2
脳幹出血	5
脳血管発作	1
脳梗塞	21
脳室穿破	3
脳出血	20
破裂性脳動脈瘤	1
腎および尿路障害	**7**
急性腎障害	3
腎不全	1
慢性腎臓病	3
精神障害	**4**
自殺既遂	3
精神障害	1
代謝および栄養障害	**25**
アシドーシス	1
マラスムス	20
高ナトリウム血症	1
脱水	2
低蛋白血症	1
不明	**142**
不明	142
免疫系障害	**7**
アナフィラキシーショック	1
アナフィラキシー反応	6
良性、悪性および詳細不明の新生物(嚢胞およびポリープを含む)	**2**
悪性新生物	1
胃癌	1
臨床検査	**5**
血圧上昇	1
血圧低下	2
血小板数減少	2

第64回厚生科学審議会予防接種・ワクチン分科会副反応検討部会、令和３年度第13回薬事・食品衛生審議会薬事分科会医薬品等安全対策部会安全対策調査会「新型コロナワクチン接種後の死亡として報告された事例の概要（コミナティ筋注、ファイザー株式会社）」（2021年７月21日）より。なお、モデルナのワクチン接種後の死亡については、2021年５月22日から７月11日までに４例、７月12日から７月16日までに医療機関または製造販売業者から報告のあったものが１例あり、前者の4例ともワクチンとの因果関係は不明としている。

図4 新型コロナワクチン接種後に死亡した人の死因

総計	811

胃腸障害	20
胃腸出血	5
胃腸障害	1
壊死性膵炎	1
小腸出血	1
消化管壊死	1
上部消化管出血	1
腸炎	1
腸管虚血	1
腸間膜動脈血栓症	2
腸間膜動脈閉塞	1
腹腔内出血	1
閉鎖孔ヘルニア	1
嘔吐	2
嚥下障害	1

一般・全身障害および投与部位の状態	77
状態悪化	44
心臓死	11
心突然死	3
多臓器機能不全症候群	5
溺死	10
発熱	3
縊死	1

感染症および寄生虫症	52
ブドウ球菌性菌血症	1
急性腎盂腎炎	1
劇症型溶血性レンサ球菌感染症	1
細菌性肺炎	2
細菌性肺炎	1
脊椎炎	1
尿路感染	2
尿路性敗血症	2
敗血症	11
敗血症性ショック	5
肺炎	24
蜂巣炎	1

肝胆道系障害	4
急性肝炎	1
胆管炎	1
胆嚢炎	2

眼障害	1
結膜出血	1

血液およびリンパ系障害	12
血小板減少症	3
血小板減少性紫斑病	1
血栓性血小板減少性紫斑病	3
自己免疫性溶血性貧血	1
出血性貧血	1
播種性血管内凝固	2
溶血性貧血	1

血管障害	46
ショック症状	1
血栓症	3
塞栓症	2
四肢静脈血栓症	1
循環虚脱	6
深部静脈血栓症	1
大動脈解離	19
大動脈破裂	2
大動脈瘤破裂	9
動脈瘤破裂	1
肺動脈血栓症	1

呼吸器、胸郭および縦隔障害	81
過敏性肺臓炎	1
間質性肺疾患	6
気胸	1
急性呼吸不全	4
呼吸困難	1
呼吸不全	7
誤嚥	3
誤嚥性肺炎	26
窒息	11
低酸素血症	1
低酸素症	1
肺塞栓症	6
肺水腫	1
肺臓炎	1
肺動脈血栓症	1
肺胞出血	3
閉塞性気道障害	2
慢性閉塞性肺疾患	1
無呼吸	1
喘息	3

傷害、中毒および処置合併症	7
硬膜下血腫	3
硬膜下出血	1
熱中症	2

中心なので、まだこの程度なのかもしれない。若年層の接種はこれからです。

だから、感染症学会の提言にはこう書かれています。

〈今後職域接種が進められていく中で比較的若い世代の接種が進むと、わが国でも心筋炎の有害事象の報告が増加することが懸念されますので、その監視に十分な注意が必要です〉

だけど、日本では、20歳未満ではいまだに新型コロナ感染症での死者は0人なんですよ。かかっても無症状か軽症で、若い人たちにとっては〝ただの風邪〟なんです。ところが、ワクチンを打ったら、心筋炎にかかるリスクが高まる。それなのに、集団免疫だの何だの言って、ワクチンを打たせようとしているわけです。高齢者のために若者は犠牲になれと言っているも同然です。

井上　おっしゃる通りです。

子供の集団接種は同調圧力を生む

小林　若い人、それも子供にまで打とうとしているでしょ。「子供は学校で集団接種させ

図5 20歳未満では死者0人

日本の年齢別の新型コロナ陽性者数と死者数

（2021年8月11日時点）

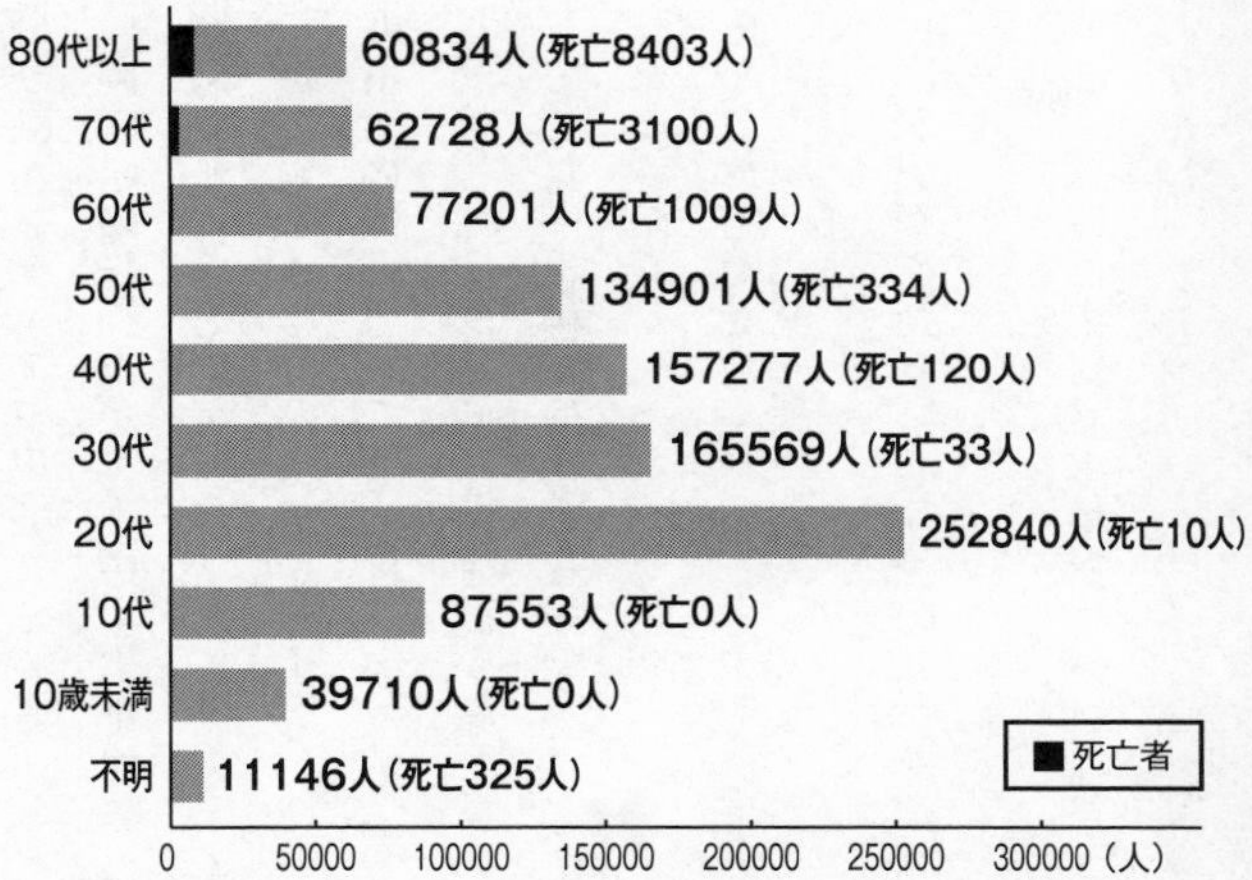

20歳未満では、いまなお死者数は0で、もっとも陽性者が多い20代でも死者は10人。日本全体の新型コロナ死者数約1万5000人のうち、半数以上を80代以上が占めている。東洋経済オンライン　新型コロナウイルス国内感染の状況「年齢別の陽性者数」より。

ろ」などという話がメディアで出てきている。

この6月に岡山県の総社市《そうじゃ》が、小中学生を対象に学校での集団接種を検討すると発表したら、抗議が殺到したらしいですけどね。そりゃそうだよ。子供にワクチンなんかいらないって、わかっている人はわかっているよ。

井上 子供の集団接種については、日本小児科学会と日本小児科医会が6月16日に合同会見を開き、集団接種は問診や同意の確認が難しいのと、副反応が起きたときの対応ができないなどとして、集団接種には慎重な姿勢を示しています。子供のほうが副反応が起きやすいと考えられますから。

小林 自分の子には打たせたくないと考えていても、集団接種となったら、同調圧力が生まれて断りにくくなる。

子供は副反応が出がちだし、心筋炎のリスクが高まることも予想できるしで、デメリットしかない。

そもそも子供はACE2受容体が少ないから、コロナに感染しにくいわけですしね。これは本当にありがたいことです。『コロナ論』では、子供は重症化しないということをお母さんたちに伝えたかったんですね。特に乳幼児を抱えるお母さんに早く伝えないと、正面から顔を見せて赤ちゃんを抱けなくなっちゃいますからね。

井上 自分が感染させるかもしれないと思って。

小林 そうそう、そうなのよ。

井上 赤ちゃんはお母さんの表情を見てメンタルコントロールしているんですね。乳幼児がマスクをするのは危険なので、させてはいけませんが、お母さんがずっとマスクをし続けて赤ちゃんに口元を見せないのも、赤ちゃんの言語習得や感情を読み取る力の発達を阻害しかねません。

小林 聞いた話ですが、小学校に入ったばかりの娘さんが「学校に行きたくない」と言い出して、理由を聞いたら、給食のときにだけマスクを外した先生の顔がものすごく怖いと。家族以外のよその人の口元をあまり見ないから、怪物みたいに見えたらしい。

大人はマスクをしていなかった世界を知っているけど、小さな子供は世の中を意識し始めたときに、周りはみなマスクをしているのが当たり前の世界になっていくかもしれないわけで。

井上　子供さんへのメンタル面での影響が心配です。

コロナ感染とワクチン、どちらのリスクが高いか

小林　子供はコロナにかかっても無症状か軽症なんだから、マスクもワクチンもいらない。

井上　日本人の場合は、大人であっても、マスクやワクチンはいらないと私は思っていますけどね。

小林　（笑）わしもそう思う。

井上　次の章で詳しく述べますが、コロナでは、飛沫感染はサブルートであってメインルートは糞口《ふんこう》感染で、そもそもマスクに防御効果はありません。

小林　ワクチンにしても、究極の話、コロナに感染して死ぬのと、ワクチン接種で死ぬのとでは、どちらのリスクが高いか、ということですよね。

コロナの死者数というのは、ＰＣＲ検査で陽性になって死んだ人を全部カウントして、大幅に水増しされているから、実際にコロナが直接的な原因で死んだ人がどれくらいいるのかわからないんですよね。

一方のワクチン接種後の死亡にしても、現時点では660人が因果関係があるともないとも判断せず、「わからない」で片づけられているわけです。これからもどんどん増えていくでしょうが、たぶん、ほとんどが「わからない」で処理されていくんでしょう。

井上　もしワクチンで血栓症が起きるメカニズムが明らかになったら、損害賠償で大変なことになりますからね。

小林　国は製薬会社と免責条項を結んでいるので、国が補償することになる。全部、税金から支払われるんですよ。今の様子から察すると、ワクチンが死因だと認めることはほとんどなさそうですけどね。

だから、若い人はよく考えたほうがいいと思いますよ。コロナの被害が日本の数十倍の欧米なら、もしかしたら打つ意味が多少あるかもしれないけど。日本ではコロナを気にするより交通事故に気をつけるほうがよっぽど賢い。

ワクチン接種すると、腕が痛くて上がらなくなるとか、倦怠感《けんたいかん》に襲われるとか、頭痛とか発熱とかが高頻度で出て、インフルエンザワクチンよりはるかに症状が重くて、若い人ほど心筋炎のリスクも高まるわけですよ。そんなリスクを冒してワクチン打つ必要があるかどうか考えたほうがいい。

第3章

誰も言わないコロナの正体

歯周病の人は重症化しやすい

小林　ずっと不思議に思っていることがあって、わしは2か月に1回、歯科医に行って、1時間くらいかけて念入りに歯の掃除をしてもらっているんですが、なんで歯医者さんはコロナにかからないんだろうと。手袋や医療用マスクをしているとはいえ、患者に顔を近づけて、口の中に手を入れて治療をしているのに、歯科医院でクラスターが発生したって話、聞かないですよね。

あと、わしは美容院にも月に1回行くんですが、周りを見ていると客と美容師さんがけっこう長時間しゃべっていて、でも、美容院でクラスターが発生したっていう話もほとんど聞かない。

井上　それは非常に鋭い着眼点です。今回の新型コロナでは、歯科医、耳鼻科医、小児科医はほとんどかかってません。美容院も、確かにあまり耳にしませんね。

歯科医では、歯に水をかけながらグラインダーでギュイーンって削りますよね。あれをスパコンの「富岳《ふがく》」でシミュレーションしたら……。

小林　飛沫や粒子がそこら中に飛び散っているんでしょうね（笑）。
井上　可視化したら、歯医者さんは腰を抜かすでしょう。
小林　もし発症直前の人が患者として来ていたら、飛沫や粒子を近距離で浴びまくっているはずなのに、なぜか感染しない。歯医者さん本人も不思議がっていた。
井上　なぜかからないかというと、コロナ以前からずっと、毎日、毎日、さまざまな細菌やウイルスを患者さんからコンスタントに曝露されているからでしょう。免疫が訓練されているから、かからないんです。
小林　やっぱり。だから、歯医者さんや美容師さんには、「あなたたち、最初の頃に感染したけど無症状で終わったのかもしれないよ」って言っている。京大の宮沢孝幸准教授も、「風俗嬢はみんな最初の頃にかかって治ったんじゃないか」と言っていた（笑）。
井上　その対極にあるのが実は歯科の患者さんで、英リーズ大学歯学部の研究によると、歯槽膿漏《しそうのうろう》や歯周病の患者は、コロナにかかると重症化しやすいとされています。
この話は医学誌「ランセット」に論文が載っていて、コロナで死亡した患者さんの口腔内からは、大量の虫歯菌や歯周病菌が検出されるケースが非常に多いそうです（※４）。

おそらく重症化だけでなく、感染もしやすいと考えられます。歯周病の患者さんは歯茎のところのバリアが壊れているので、そこへいろんな病原菌が入り込んでいるわけですね。コロナはそこからも入るでしょう。

小林　わし、歯周病治しといて良かった（笑）。

井上　口腔内の粘膜というのは、おかきのようなちょっと硬いモノとかを食べただけでも、柔肌をたわしでこすったように、目に見えない傷がいっぱいできるんです。そういうところから細菌やウイルスが入り込むチャンスがある。ただ、その傷のところにはわずかに血液が滲み出てきて、戦闘モードになって白血球がドバーっと出てくるんです。

白血球の中でも〝カミカゼ細胞〟と呼ばれる好中球《こうちゅうきゅう》が1ccあたり数百万個くらい出るんですね。なぜカミカゼかというと、半減期で6時間ぐらいの寿命しかなく、活性酸素を出しまくって、マシンガン撃ちっ放しみたいな状態の細胞だからです。要するに、特攻隊みたいだから。

小林　はー、すごいですね。

井上　その活性酸素の流れ弾に、コロナウイルスもO157もバンバン当たって殺されていく。だから、ウイルスを持っている人の唾液の中は、ウイルスの欠片《かけら》だらけなんですね。日本で行なわれている唾液を使ったＰＣＲ検査では、この欠片を拾って陽性になっていることが多いのです。

私は20年くらい前の現役時代、大阪市立大で口内環境の研究をやっていたんですよ。健常人だったら、唾液の中の白血球はものすごく多いんですね。ウイルスや細菌にとって、口の中は最も過酷な戦場なんです。

これは人間が何でも食べられるということを担保しているわけです。人間が食べる物は全部、生体にとって異物なんですよね。野菜にしても動物にしても、人間以外の生き物であり、その野菜や動物についている病原体も全部ひっくるめて食べる。だから、やっぱり感染症は常に口や鼻から入ってくるんですね。そのときによく噛んで食べると、唾液がたくさん出るので、感染症対策にもなる。

赤ちゃんはなんでもかんでも舐めまくりますよね。赤ちゃんの一番大事な仕事は、そこらじゅうを舐めまくること。あれはその辺にいる常在菌、中には危ないバクテリアもいるんですけども、赤ちゃんは自然免疫力が非常に強いので、そうやって舐めまくることで、免疫に病原菌の記憶を植え付けている。お母さんのおっぱいから免疫グロブリン（抗体の機能を持つたんぱく質）をもらいながら、お母さんと赤ちゃんのユニットで感染防御機構の免疫軍事訓練をやっているんです。

小林　なるほどね。そうか、母乳までは気がつかんかったな。

井上　お母さんが赤ちゃんが産まれて最初に与える初乳には、お母さんの腸内細菌がいっぱい含まれているんですね。陣痛が来たときに、白血球がお母さんの腸内細菌をぱくっと捕まえて、おっぱいのほうへ移動するんですよ。それで、乳腺の中へぱっと吐き出す。だから、初乳の中には、たとえば〝ヒトにはヒトの乳酸菌〟なんてＣＭのフレーズがありますが、ロイテリ菌といった乳酸菌を含めて、数百種類のお母さんの腸内細菌がおっぱいに分泌されるんです。だから、赤ちゃんは大体一日八十万個ぐらいのお母さんの腸内細菌をおっぱいからもらうことができるんです。

コロナウイルスは腸を目指す

小林　なるほど、そんなしくみになっているんですね。

わしも、赤ちゃんや子供が新型コロナに感染しないのは、ACE2受容体が少ないのと、年に何度も風邪を引いて、常に自然免疫を発動して訓練している状態だからってことは知っていたけど、赤ちゃんの場合は、お母さんからもらった免疫でも戦っているんですね。

井上　基本的に自然免疫で赤ちゃんは生き残っているのです。

小林　しかし、口の中でウイルスが殺されているとなると、感染者の口からウイルスを含む飛沫が飛んで、他の人がそれを吸い込んで感染するといわれていますが、飛沫に含まれるのはコロナの欠片ばかりということになりませんか。

井上　その通りです。口の中ではウイルスのジェノサイドが起きているので、飛沫の中に感染性をもつウイルスはごくわずかで、ほとんどが感染性のない欠片でしょう。

小林　新型コロナウイルスは、喉や鼻、舌の細胞にあるACE2受容体に取りついて感染し、増殖するといわれていますが、これも間違いだとか。

井上　そうですね。そういう感染ルートがないわけではないですが、私はサブルートだと考えています。なぜかというと、喉や鼻、舌などの粘膜の細胞にACE2受容体は非常に少ないからです。ACE2というのは、アンギオテンシンという血圧を制御するホルモンで、ホルモンは血中を流れているので、唾液の中にはほとんどないんですよ。かつ、今中し上げたように、口の中は戦場で、ウイルスは流れ弾に当たってどんどん殺されていきますから、そんなに増殖できないのです。

小林　なるほど。

井上　ACE2受容体が多いのは、まず血管の内皮細胞です。血管の内壁の細胞ですね。それから、小腸に一番多くて、次が大腸、胆のうです。

つまり、感染のメインルートは、口腔内の傷からウイルスが血液中に入り込み、血管の内皮細胞に取りつくというルートです。白血球と戦争を繰り広げて、やっとの思いで飛び越えて傷口から血流に入る。このとき虫歯菌や歯周病菌が繁殖していると、歯茎のバリアが壊れているので、ウイルスが入り込みやすくなるのです。

新型コロナウイルスは血管の中に入ると、血管の壁にはACE2のある内皮細胞があるので、そこに取りついて増殖します。増殖したウイルスは内皮細胞を破壊します。そして、血管内皮細胞が破れると血液が凝固して血栓が生じます。血管壁の細胞が破壊されると、ウイルスは腸などの血管外組織へ出ていきます。腸管腔に出たウイルスは、小腸や大腸から便といっしょに体外へ出るわけです。元の宿主であるコウモリのコロナウイルスも、腸に一番多いんですよ。

小林　つまり、〝コロナウイルスは腸を目指す〟んですね。

メインルートは糞口感染

井上　最終的には、ウイルスは大便とともに体外に排出されて、トイレを拠点にしてまき散らされて感染を広げる。

だから、ウイルスが入ってくるのは確かに口からなんですが、口の中は戦場なので、白血球に殺されたウイルスの欠片ばかりです。しかし、その逆境を乗り越えて口腔内の傷口から血管に入り込み、腸に辿り着いて増殖したウイルスは感染性を保っていますので、感染力が強い。だから、新型コロナウイルスはノロウイルスと同じで、糞口感染がメインルートだと私は考えています。

小林　それ、読んでいる人はびっくりするような話だと思いますよ。

感染症の専門家は、新型コロナウイルスは喉や鼻の奥で増殖して、ウイルスの含まれている唾液が飛沫になって口から出て、他の人の口に入って感染するという風に説明していますよね。だから、「マスクをしろ」「会食をするな」と言う。

井上　それはサブルートで、あくまでメインルートは糞口感染です。トイレで大便をして流すと、水流で飛沫が飛んで便器周りのものに付着し、水の微粒子が漂います。あとからトイレを使った人が漂っている微粒子を吸ったり、あるいはウイルスの付着している便座やドアノブなどを触って、手から口に入ったりして感染する。ノロウイルスと同じです。

小林　２００２年からアジアで流行したＳＡＲＳも、トイレで接触感染が起きたそうですね。

井上　ＳＡＲＳの場合は、ウイルスが腸について激しい腹痛や下痢の症状が出て、トイレで接触感染が起きていたんですね。新型コロナの場合はあまり下痢などの症状がないのでＳＡＲＳとは違うと言われてきましたが、新型コロナでも重症化すると腹部症状が出てくるんです。だけど、ＳＡＲＳウイルスほど毒性が強くないから、消化器系の症状は非常に軽い。インフルエンザ以上の感染力を持ちながら、病原性ははるかに低いと。

普通の風邪でも、こじらせるとお腹の調子がおかしくなりますね。これは風邪の症状の基本です。だから、既知のコロナ風邪をこじらせたときの症状を強くしたのが新型コロナで、それをさらに激しくしたのがＳＡＲＳ、もっと激しくしたのがＭＥＲＳなんですね。

小林　なるほど。わかりやすい。

インフルエンザと異なる感染のメカニズム

井上　便とともにウイルスが出て行くので、下水道でＰＣＲ検査をやると、２週間早く上流域での流行がわかるといわれています。まだ症状が出ていなくて、唾液でＰＣＲ検査しても陽性にならない段階で、感染者が出ているのがわかると。

だから、ウイルスの入り口は鼻腔、口腔、それから目は鼻と通じているので目からも入りますが、出口はお尻で、便と一緒に出る。

小林　唾液の中にいる新型コロナウイルスは食べ物と一緒に胃の中へ入って、小腸、大腸と消化器系へ行きますよね。それはどうなるんですか？

井上　大半は胃酸で溶かされます。胃酸はｐＨ（ペーハー）が１～１・５くらいの強塩酸なので、たんぱく質は変性してくちゃくちゃになります。スパイクたんぱく質もアミノ酸に分解されて吸収されますね。

小林　生き残るウイルスはいない？

井上　もちろんいますが、それほど多くない。ノロウイルスなどの場合は、食べ物と一緒に口から入り、胃を通過して主に小腸で増殖して、胃腸炎や激しい下痢などを引き起こします。こういうエンテロウイルスと呼ばれるタイプは、ほとんどが腸で悪さをして、下痢とともに出て行くんですね。コロナウイルスの場合はほとんど胃で分解されるでしょう。

小林　しかし、そうなると、新型コロナが重症化するメカニズムも、喉や鼻の奥で増殖したウイルスが、上気道から肺に下りていって肺炎を起こして重症化すると説明されていますが、これも間違いということになる？

井上　間違いです。インフルエンザと同じだと勘違いしているんですね。

インフルエンザウイルスの場合は、取りつく先がシアル酸なんですね。細胞膜のたんぱく質はほとんどが糖たんぱくで、その先のところにシアル酸というマイナスに荷電した糖がくっついている。新型コロナはＡＣＥ２ですが、インフルエンザウイルスはこのシアル酸が受容体で、喉や気道にはたくさんあるんです。言ってみれば、喉や鼻の奥や気道、肺まで同じ壁ですから、ウイルスは壁伝いに広がっていける。

ただ、インフルエンザウイルスが直接、肺炎を引き起こすのではなく、インフルエンザウイルスが気道の表面の細胞を傷つけるため、肺炎球菌などの細菌に感染しやすくなって肺炎が起きるという2ステップになっています。インフルエンザの症状がピークに達したときには、ウイルスの増殖はすでに終わっているので、〝ウイルスなき肺炎〟と呼ばれたりします。

小林　新型コロナの重症化はしくみが違うと。

井上　はい。インフルエンザは感染と発症がほぼ同時に起きるのに対して、新型コロナはなぜ発症まで1週間も2週間もかかるのかというと、先ほどご説明したように、喉や鼻の奥の粘膜にはACE2が少なくて、白血球にも殺されて、なかなか増殖できない。そこをなんとか乗り越えて口腔内の傷口から血液中に入ると、血管の内皮細胞に取りついて増殖を開始するわけですが、そこまでに時間がかかるわけです。

小林　なるほど。インフルエンザはすぐに発症するけど、コロナは発症するのも重症化するのも、1週間とか2週間とか時間がかかりますからね。そういうしくみだからか。

コロナの本質は血栓症である

井上　発症から重症化するしくみもインフルエンザとは全然違います。

ウイルスが血管の内皮細胞のACE2に結合したときに内皮細胞が壊れます。これは怪我をして出血したのと同じですから、止血するのと同じシステムで、血液が固まるんですね。その固まったものが実は血栓なんです。小腸や大腸でもウイルスが増殖していますから、ここでも大量の血栓ができます。

腸でできた血栓は、門脈という血管を通じて、全部、肝臓に行き、血管が詰まって軽度の細胞障害が起きます。しかし、肝臓というのは6割、7割切り取って移植に提供しても、ドナー（提供者）はびくともしないというすごい予備能力を持っているので、少々血栓で詰まってもほとんど症状は出ません。

肝臓をすり抜けた血栓が血流で循環し、血管の中で雪だるまのように大きくなりながら、肺の毛細血管で詰まる。この状態でCTを撮ると、いわゆる〝すりガラス状の間質性肺炎像〟が写るわけです。

小林　ああ、なるほど。肺の内側（外気に触れる粘膜の側）でウイルスが増殖して、すりガラス状に写っているわけじゃないんですね。血液で運ばれてきた血栓が肺の血管の中で詰まっていると。

井上　その通りです。肝臓と同じように、肺も予備能力が高く、片肺を移植に提供してもドナーは生きていけるくらいで、血管の半分以上が詰まっても症状がほとんど出ない。しかし、血栓がどんどん詰まって予備能力を失うと、いきなり呼吸困難に陥る。

そこからサイトカインストームというのが起きるんですね。人間の体は、怪我をして出血したとき、瞬間的に反応して、血液をどんどん固めて止血しようとするんです。それはもう、すごいスピードで血栓を作らないと、出血死してしまう。血管の内皮細胞が損傷した場合も同様で、どんどん血栓ができる。

だから、朝元気だったおじいちゃんが、夕方に急に呼吸が苦しくなって、あっという間に死んじゃったということが起きる。血栓症というのは、そういう風に急激に変動するものなんです。

実は新型コロナ肺炎の本質とは、血栓症なんですね。インフルエンザのような呼吸器感染症ではなく、血栓症です。

小林　全く異なる感染症だと。

井上　みんな誤解しているんですね。論文をきちっと読まないから。

コロナが血栓症だという事実は、先ほどご紹介した米ソーク研究所の研究論文で明らかになっています。

マスクでは感染拡大を防げない

小林　コロナが血栓症だという話はよくわかりましたが、その前の話で、井上説では、コロナウイルスが口から入ってくるが、口の中ではあまり増殖せず、白血球に殺されて欠片ばかりになっていて、感染性のあるウイルスは便と一緒に出てきて、トイレで糞口感染を引き起こすと。

だとしたら、口から出る飛沫にはウイルスがほとんど含まれていないことになるので、マスクは意味がないということになりませんか？

井上　その通りです。マスクをしていても、新型コロナの感染を防御することはできないんです。
昨年の4月3日から6月2日にかけてデンマークでマスクの感染防御効果を検証する実験が行なわれていて、昨年11月にアメリカの内科学会が発行している「アナルズ・オブ・インターナル・メディシン」という学術誌に、その分析結果が論文で出ています（※5）。実験参加者をマスク着用推奨群３０３０人と、対照群（非着用）２９９４人に分けて1か月間観察したところ、新型コロナに感染したのがマスク推奨群で42人（1・8％）、対照群で53人（2・1％）だった。マスクをしていない群のほうが感染者が若干多いですが、統計的には有意な差ではなく、結論としては「マスクの効果は確認できなかった」としています。

小林　一般のマスクは繊維の隙間が大きいから、微粒子は素通りするし、マスクの横や上下から入ってくるし、目からも入ってくるし、ましてウレタンマスクなんてフィルター効果がほとんどなく、マスクをしていないも同然だから、意味がないといわれてきたけれども、そもそも効果がなかったのは、実は、飛沫や微粒子に感染性のあるウイルスがほとんど含まれていなかったからだと。

井上　私はそう考えています。マスクをするならお尻につける必要があります（笑）。

これは冗談ですが、中国は空港の検疫で肛門からスワブ（綿棒）を入れてＰＣＲ検査をやっていて、外交筋から人権無視だの何だのと文句を言われていましたね。だから、彼らは腸にいるウイルスが問題であることを完全にわかっていてやっているんです。中国は先の先を行っている。

小林　糞口感染を防止するなら、何に気をつければいいのですか。

井上　ノロウイルスと同じですね。トイレの環境を清潔に保つことです。ゴム手袋と、それこそマスクをして、トイレ掃除をする。ノロウイルスはアルコール消毒が効きませんが、幸い、コロナウイルスにはアルコールが効きます。便器や手洗いだけでなくトイレの壁などもキレイにしておく。

用を足すときは、便座にアルコールのスプレーをシュッシュッと吹きかけて、トイレットペーパーでふき取る。終わった後も、シュッシュッとやって、濡れたままの状態で個室から出る。ドアノブをもつ前にもアルコール消毒する。たまには床にもアルコールをスプレーしておいたほうがいいですね。手洗いもちゃんとする。

特におじいちゃんおばあちゃんや免疫のハンディキャッパーがいる家庭や施設ではそれを毎日徹底させる。

あとは排便して流すときに、便器のフタを閉めて流すこと。水流で飛沫が飛びますからね。フタの内側もちゃんと消毒をする。

高齢者はオーラルケアを

小林　ウイルスの入り口が口や鼻、目だとしたら、そっちの対策としては何がありますか。
井上　先ほど申し上げたように、口腔内に虫歯菌や歯周病菌が繁殖していると、感染率が格段に上がります。ですから、虫歯や歯周病の人はまず治療をすることです。
それから、昔から「ものを食べるときは、よく噛んで食べなさい」と言いますよね。よく噛むと、唾液がたくさん出るんです。唾液には白血球や免疫抗体が含まれていて、戦闘モードに入って食物についている細菌やウイルスを殺すわけです。だから、「よく噛んで食べなさい」というのは、消化をよくするだけでなく、感染症対策でもあるんです。
小林　なるほど。昔ながらの単純な教えのなかには、そういう深い意味があるんですね。

井上　よく噛んで食べるには、歯がしっかりしていないといけない。だから、虫歯や歯周病の治療が必要なんです。

コロナでは既往歴のある高齢者がハンディキャッパーだと言われていますが、一番のハンディキャッパーはオーラルケアを受けていない人だと思います。だから、政府がお金を出して、高齢者施設で虫歯の治療や歯ブラシ・歯間ブラシの使い方の指導をしたり、しっかりとした入れ歯を作ったり、高齢者がちゃんと食べ物を噛めるようにしてあげれば、コロナ肺炎だけでなく、誤嚥性肺炎も減ると思いますよ。

小林　わしはね、日本人の平均寿命を超えて80歳過ぎたような高齢者が、コロナに感染して持病を悪化させて亡くなっているのは、コロナ君がお迎えに来ただけで自然なことなんだと言って、めちゃくちゃ叩かれたわけですが、要するに、高齢者を守ると称して国民に自粛を強要して、子供や若い女性の自殺が急増し、飲食業界や旅行業界が大打撃を被《こうむ》って現役世代が人生を狂わせているのはおかしいと言っているんですよ。

別に高齢者はさっさと死ねと言っているわけではなくて、子供や若者、現役世代は自粛なんかせずに自由に活動して、一方で、高齢者に対しては井上さんのおっしゃったようなケアをしっかりやって感染を防止するというなら、そうすべきだと思います。

井上　最初にボタンのかけ違えをして、そのままずっと来てしまったんですね。これが失敗の本質で、日本民族は第二次世界大戦の時のガダルカナルと同じ過ちを繰り返しているんです。

第4章

日本は集団免疫ができている

流行の波が繰り返される理由

小林　わしはずっと不思議に思っていたことがあって、コロナの流行の波は何度も繰り返すじゃないですか。日本は〝さざ波〟ですけど、海外でも波が何度も起きていて、ロックダウンや外出規制、渡航制限など関係なく、ガーッと増えて、ガーッと下がる。収束したかと思ったら、また増え始めて第三波、第四波と続きますよね。

日本では、第一波のときに緊急事態宣言（2020年4月7日）が出ていますが、新規陽性者はその10日ほど前にピークアウトしていて、第三波のときも2回目の緊急事態宣言が2021年1月8日に出ましたが、やっぱり新規陽性者数はその前の年末年始の頃にピークアウトしていた。緊急事態宣言の影響は全くなくて、自然に増えて自然に減っているんですね。

なぜ自然にピークアウトするのかが、ずっと謎だったんです。

井上　流行の波のたびに、集団免疫に達しているからだと思います。

小林　やっぱりそうですか。そうとしか考えられないですよね。わしもそうじゃないかなと思っていたんですよ。

だけど、集団免疫に達しているとすると、日本の人口の6割とか7割とかのレベルまで感染が広がっている必要がありますよね。検査陽性者数で言えば、この7月までの累計でも80万人くらいで、流行の初期の頃はPCR検査の体制が整っていなかったから、実際は何倍もの数にもなるのかもしれませんが、今年3月30日に厚労省が発表した抗体保有調査結果によると、東京都の抗体保有率は1・35％、大阪府で0・69％、宮城県0・14％、愛知県0・71％、福岡県0・42％と決して高くはありません。

それでなぜ集団免疫に達しているのでしょうか。

井上　抗体というのは時間が経つと消えていきます。IgG抗体の血中半減期が36日とされているので、半年たったらおおよそ1％で、抗体検査にも引っかからなくなります。だから、過去に知らないうちに感染していた無症候性感染の人（感染したが無症状の人）は、実際には、抗体保有率の数字の何倍もいると考えられます。

小林　わしは去年の1月に大阪に行って、泊まったホテルが中国人観光客でいっぱいだったんですが、その後、熱が出て、秘書も熱が出た。うちの奥さんにもうつって、病院に行ってインフルエンザの検査を受けたが陰性だったんですよね。だから、コロナにはもう感染したんじゃないかと思っています。

わしはＰＣＲ検査も抗体検査も抗原検査も受けないけど、もし今やったとしても、何にも出ないだろうね。

井上　そうでしょうね。

小林　感染していたとしても、気づかないと思う。

自然免疫と交差免疫

井上　ただ、人の体にウイルスなどの病原体が入り込んだときに、それを撃退するのは、抗体だけではありません。

人の免疫には、人間にもともと備わっている「自然免疫」と異物の情報を記憶して対処する「獲得免疫」があります。順番としては、ウイルスが入ってきたとき、まず自然免疫が発動し、先ほど述べたように、粘膜にいる好中球が活性酸素のマシンガンを撃ちまくり、ウイルスを殺して感染を防御します。それが突破されると、獲得免疫の一つである「液性免疫」が働き、Bリンパ球が抗体が作ってウイルスを撃退します。その後、もう一つの獲得免疫、「細胞性免疫」が働き、Tリンパ球がウイルスに感染した細胞を殺して増殖を止めます。

だから、抗体ができていないからといって、ウイルスが体に入っていないとは限らず、日本では、獲得免疫が発動する前に、自然免疫でウイルスを撃退している人は相当に多いと考えられます。そういう人は体内でウイルスが増えず、発症しないので、他人にうつすこともなく、感染拡大を防ぐ〝壁〟になり、集団免疫の確立に貢献します。

また、獲得免疫が発動した場合も、抗体は時間とともに消えていくとはいえ、獲得免疫を司るBリンパ球やTリンパ球が、病原体の免疫的記憶を維持した状態で、長く体内に留まります。だから、再感染したときは速やかに液性免疫や細胞性免疫が再活性化されるため、症状が軽くおさまるのです。

実は、新型コロナウイルスに感染したことがない人でも、過去において既存のコロナウイルスの風邪を引いたことがある人は、その免疫記憶があるため、類似したウイルスである新型コロナウイルスにさらされた際、液性免疫や細胞性免疫が素早く立ち上がり、感染を防いだり、症状を抑えたりします。この免疫反応を「交差免疫」と呼びます。

小林 なるほど。日本人は自然免疫と、昔から既存コロナに感染してきたことによる交差免疫のおかげで、集団免疫を獲得できた。それで、欧米に比べると感染者数も死亡者数も極端に少ないんですね。

井上 そう考えています。既存のコロナウイルスには4種類あり、新型コロナウイルスの遺伝子とはおおよそ50％が共通しています。4つとも日本には存在し、1つがACE2と結合するタイプで、3つはインフルエンザと同じでシアル酸に結合します。

こうした〝土着コロナ〟が交差免疫を鍛えることについては、昨年7月に科学誌「ネイチャー」に論文が出ています。ドイツのベルリン工科大学の研究者らが、新型コロナに感染していない健常者68名と、新型コロナの感染者18名の血液を調べたところ、健常者の35％、感染者の83％の人が新型コロナウイルスのスパイクたんぱく質に反応するT細胞（Tリンパ球）をもっていることを突き止めました。感染していない健常者でも35％がもっていて、これらのT細胞は、過去に流行した既知のコロナウイルスに曝露したことで生成されたと考えられるとしています（※6）。

図6 自然免疫と獲得免疫のしくみ

<table>
<tr><td>自然免疫</td><td colspan="2">人体に侵入してきた細菌やウイルスなどの病原体を、血液中にある白血球の一種である好中球が分解したり、全身の組織に存在するマクロファージという細胞が食べて消化したりして、感染を防ぐしくみを自然免疫と呼ぶ。細菌やウイルスの種類に関係なく、さまざまな異物に対して働く</td></tr>
<tr><td rowspan="2">獲得免疫</td><td>液性免疫</td><td>自然免疫を突破した細菌やウイルスなどの病原体に対して、免疫細胞の一種であるB細胞（Bリンパ球）がそれら細菌やウイルスに特化した抗体を作り出して病原体を攻撃するしくみを液性免疫と呼ぶ。特定の病原体に反応したB細胞は、病原体が体内から消えても、一部が体内に残り、再度、同じ病原体（よく似た病原体）に感染したときは速やかに反応して抗体を作る</td></tr>
<tr><td>細胞性免疫</td><td>ウイルスに感染して、ウイルスの複製をするようになった細胞を、免疫細胞の一種であるキラーT細胞（Tリンパ球）が殺してウイルスの複製を止めるしくみを細胞性免疫と呼ぶ</td></tr>
</table>

“土着コロナ”で交差免疫の訓練

小林　130年前の1889年から1890年に発生した「ロシア風邪」は、世界中で大流行して、100万人が犠牲になったといわれていますが、インフルエンザだと考えられていたのが、最近になって、実はコロナだったと判明したとか。

井上　既存のコロナウイルスの遺伝子情報から分析して、2005年にコロナウイルスだったのではないかという説が出て、土着コロナの元祖なのではないかという議論になっています。ロシアで発生して、アメリカやヨーロッパにも広がり、日本でも流行し、実数はわかりませんが、かなりの被害が出たとされています。

これが定着しやすい国と、しにくい国があったんですね。東アジアではコロナ風邪が頻繁に繰り返されていて、定着しやすかったと考えられます。ドイツで35％なら日本では大半の人がもっていても不思議ではない。だから、流行り始めてもすぐに集団免疫に達して、収束するのでしょう。

ヨーロッパにはペストに強い集団が生き残っていて、東アジアにはコロナに強い集団が生き残っている。白人はお酒を飲んでもほとんど顔が赤くなりませんが、東洋人は4割が顔が真っ赤になる。アルデヒド脱水素酵素というアルコールの分解酵素の遺伝子が違うからこういうことが起こるので、薬物代謝も遺伝的な特性が人種によって違うんですね。

小林　国ごとの新型コロナの被害を比較すると、誰がどう見たって、東アジアは軽微で、欧米は重いんです。国によって全然違う。ところが、「よしりん・もくれんのオドレら正気か？」でそれを指摘したら、ＹｏｕＴｕｂｅから一方的に動画を削除されましたからね。ガイドラインには、「特定の気候や地域、特定の集団や個人では感染が拡大しないと主張するコンテンツは削除対象になる」と書いてある。そんなバカな話はないですよ。

井上　わけがわかりませんね。

だから、ワクチンや薬を承認するときの治験も、国ごとでちゃんとやらなければいけないんです。アメリカ人で大丈夫だからといって、日本人で大丈夫とは限らないのです。

小林　それはそうだ。

欧米諸国では感染拡大の波が始まると、日本の10倍以上の感染者と死者が出たりして、それでもピークアウトしていったん収束していきますよね。これも集団免疫に達しているということですか？

井上　そうですね。日本人ほど新型コロナに対して自然免疫や交差免疫が鍛えられていないので、たくさんの感染者を出して、集団免疫に達していると考えられます。人類は病原性のあるウイルスに対して、集団免疫しか闘う術は持ってないいんです。

集団免疫に達したのに波が繰り返されるのはなぜか

小林　なるほど、そういうことか。

しかし、わしはインフルエンザのように一年に一度、集団免疫に達して収束したら、それで終わりと思っていたんですが、コロナでは何度も何度も波を繰り返していますよね。これはなぜですか。

井上　ウイルスが変異して、変異株が流行るからですね。

小林　なるほど、変異株ですか。確かに最初は武漢から入ってきた株で、次に欧州株、英国株と来て、デルタ株と、その都度、波が起きているということですね。

井上　そういうことです。

一昨年まで日本人は、土着コロナで毎年、免疫の〝軍事訓練〟をしていたわけです。京都大学大学院特定教授の上久保《かみくぼ》靖彦《やすひこ》さんの研究によると、一昨年の12月から翌年2月にかけて、中国人インバウンドと一緒にS型とK型という、感染しても無症状から軽症で済む2種類の弱毒株が入ってきて、日本人は集団免疫を獲得したとされています。そのおかげで、その後に武漢と欧州で蔓延《まんえん》した重症の肺炎を起こすG型が入ってきても、欧米ほどの被害は出ず、G型によるウイルス干渉でインフルエンザウイルスが駆逐されたとされています。

小林　わしは武漢型にかかったと思ってるんだがな。

初期の弱毒株に感染してできた免疫も、変異株が出てきたときに、全く無駄になるわけではないんですよね。

井上　そうですね。

コロナウイルスのスパイクたんぱく質はウイルスの表面に突き出ていて、抗体と反応する部位が、数十か所もあるんです。抗体も複数種類が産生され（ポリクローナル抗体）、スパイクたんぱく質に複数個くっついて細胞に感染できないようにします。コロナウイルスが変異したと言っているのは、デルタ株なら数十か所あるスパイクたんぱく質のうち2か所が変異して、ベトナムで見つかった株なら3か所が変異したということで、過去にコロナウイルスに感染したときに記憶した抗体が、変異した部分以外に取りつくのです。つまり、デルタ株なら2か所撃ち漏らし、ベトナムで見つかった株なら3か所撃ち漏らしても、免疫力が少し低下しますが、スパイクたんぱく質の他の場所にはちゃんと結合するので、ウイルスを排除できます。

小林　前に流行した株に対する抗体でも、変異株の8割、9割のスパイクたんぱく質を封じることはできると。

井上　だから、全く効かないわけではない。変異株に感染すると、その変異した2か所、3か所に合わせて、新たに抗体ができます。撃ち漏らしたスパイクたんぱくに対する抗体もできるわけです。

いわば、自動車の運転免許で、道路交通法の改正に合わせて講習を受けて、免許証の更新をするようなものです。何度もさまざまな変異株に感染していくと、免許の更新を繰り返して、やがてどんな変異株でも重症化しないようになっていくんですね。

ただ、新しく出てくる変異株は、〝足が速いやつ〟なんです。従来株よりも感染を広げるスピードが速い株が生き残り、従来株を上書きして、メジャーになっていく。感染力が強い反面、弱毒にもなっていくんですね。

小林　なるほど、足の速いやつね。それで後から出てきた変異株のほうが、一気に広がるんですね。

井上　今、流行の五波でしょう。

小林　デルタ株でもう五波か。

井上　五波ということは、5回ワクチンを打ったということです。しかも異なる変異株でね。

小林　そういうことになるんですね。

井上　波ごとに。だけど、mRNAワクチンは武漢型ウイルスの一部のスパイクたんぱく質を産生する部分を使っている。だから、変異株が出るたびに効かなくなる。

小林　早い時期からワクチン接種を開始したイギリスやイスラエルで増加しているのは、抗体が消えてしまったからというだけでなく、古い株を使ったmRNAだから、変異株に対応できなくなっているからなんですね。

井上　ＰＣＲで見える化した初めての年であるというだけで、インフルエンザでも毎回ワクチン打っているんですよ。

小林　ああ、そうか。インフルエンザでも同じことが起きているのか。

井上　毎年１０００万人発症するわけでしょう。感染して抗体ができているはずなのに、なぜまた流行するかといったら、抗体価が低下すると同時に、ウイルスが変異しているからですね。

小林　なるほど。

インフルエンザでも膨大な数の無症候性感染者が

井上　インフルエンザが流行った「スペイン風邪」や「香港風邪」、コロナと見られている「ロシア風邪」といった過去のパンデミックでも、変異株が出るたびに流行を繰り返したのですが、その都度、人間の免疫が更新されて、重症化しなくなっていったわけです。

小林　インフルエンザでも同じことが起きてきたんですね。

井上　毎年、インフルエンザで１０００万人くらいの感染者が出ますが、人口の１割にも満たないので、それだけでは集団免疫には達しません。インフルエンザワクチンの接種回数は5000万回くらいとされていますが、そもそも感染を防ぐ効果はほとんどないし、接種した大半の人たちが2回打っているはずなので、人数としては3000万人とか、それくらいで、感染者数に足してもまだ集団免疫には足りない。だから、自然免疫や交差免疫で抑え込んでいる無症候性感染者が、症状が出た感染者の何倍もいるのだろうと予測できます。

そうして集団免疫に達して収束しても、感染者がゼロになるわけではなく、どこかでわずかに流行っていて、ウイルスが変異を繰り返している。

小林　とすると、インフルエンザでもPCR検査をやりまくったら、1年の中でも変異株が出るたびに何度も波が起きているのでしょうか？

井上　コロナと同じようにPCR検査をやれば、見えるかもしれませんね。ただ、インフルエンザは冬に流行りやすい風邪なので、夏場は大きな波にはならないと思います。夏場に熱が出ても、誰もインフルエンザだとは思わず、検査に行かないので、数字にも出づらいでしょう。

インフルエンザは冬の風邪で、日本が夏の時期は、季節が逆の南半球、たとえば、オーストラリアとかで流行り、北半球と南半球の間の人の移動でウイルスが入ってきて、冬に流行るといわれてきました。しかし、ビジネスや観光で北半球と南半球を移動する人々の中で、インフルエンザに感染しているのはほんのごく一部で、それで一冬で、日本で1000万人も感染者が出るほど広がるのかという疑問がありました。それで、渡り鳥がウイルスを運んできて、鳥から鳥、そして人に感染するのではないかという説も出ています。

そうじゃなくて、常に日本に存在している、人の体の中に存在しているんだろうと。これが冬場になると、気温が下がって免疫が下がり、乾燥して飛沫が飛びやすくなるなどの理由で、それまで免疫で抑え込まれていたウイルスが息を吹き返して、感染が一気に広がるのではないかと考えたほうが辻褄が合う。

人の中に潜む〝トロイの木馬〟

小林　なるほど、渡り鳥じゃなかったのか。コロナが決してゼロにはならないように、インフルエンザもゼロにはならない。常に存在しているんですね。

井上　はい。私はこれを〝トロイの木馬〟と呼んでいます。ずっと隠れていて、冬になったらパッと飛び出してくる。コロナにしても同じで、流行が始まって蔓延した後に、ロックダウンや国境封鎖したって、時すでに遅しなんです。もう人の中に〝トロイの木馬〟が潜んでいるんですから。

小林　それでインフルエンザは毎年1000万人くらいの感染者が出ると。

そのインフルエンザが、国立感染症研究所のデータを見ると、2019年後半から2020年前半のシーズンでは、19年の年末頃にピークに達して、例年の半分くらいの山で急激に減少したんですよ。このシーズンの感染者数は約729万人で、例年よりかなり少ない。2020年後半から2021年前半のシーズンは約1・4万人で、めちゃくちゃ減少しています。

インフルエンザが減った理由について、専門家は、「マスクや手洗いの励行が、インフルエンザにも効いたからだ」とか、「渡航制限をして、海外との人の往来がなくなって、流行っている地域からウイルスが入ってこなくなったからだ」とか言うんですが、わしのような素人が考えても、その理屈はおかしいんですよ。

2019年の12月や2020年の1月の頃なんて、世間ではコロナの「コ」の字も出ていなくて、マスクや手洗いなんてほとんど誰もしていなかったんですよ。中国や韓国からの渡航制限が始まったのも3月9日からで、欧州各国などはさらにその後で、3月21日からです。マスクも手洗いも渡航制限も全然していないのに、インフルエンザの感染拡大は急ブレーキがかかっている。

やはり先にコロナが流行って、インフルエンザが出てこれなくなる「ウイルス干渉」が起きたと考えるのが妥当ではないですか。

井上 私もそう思います。弱毒型のS型、K型にはインフルエンザウイルスを完全に抑え込むほどの力はなかったが、強毒型のG型が入ってきたことで、免疫が活性化して、インフルエンザウイルスが感染できなくなったと考えられます。コロナのおかげでインフルエンザが完全に駆逐されるかもしれません。

小林 だったら、コロナにかかったほうがいいなあ。インフルエンザのほうが年間の死者数は多いんだから。わしはインフルエンザにかかると40度くらい熱が出て、ぜん息を併発して、地獄の思いをするから、毎年、インフルエンザを怖れているんですよ。それでもワ

図7 2019～2020年シーズンは、なぜかインフルエンザが年末に失速

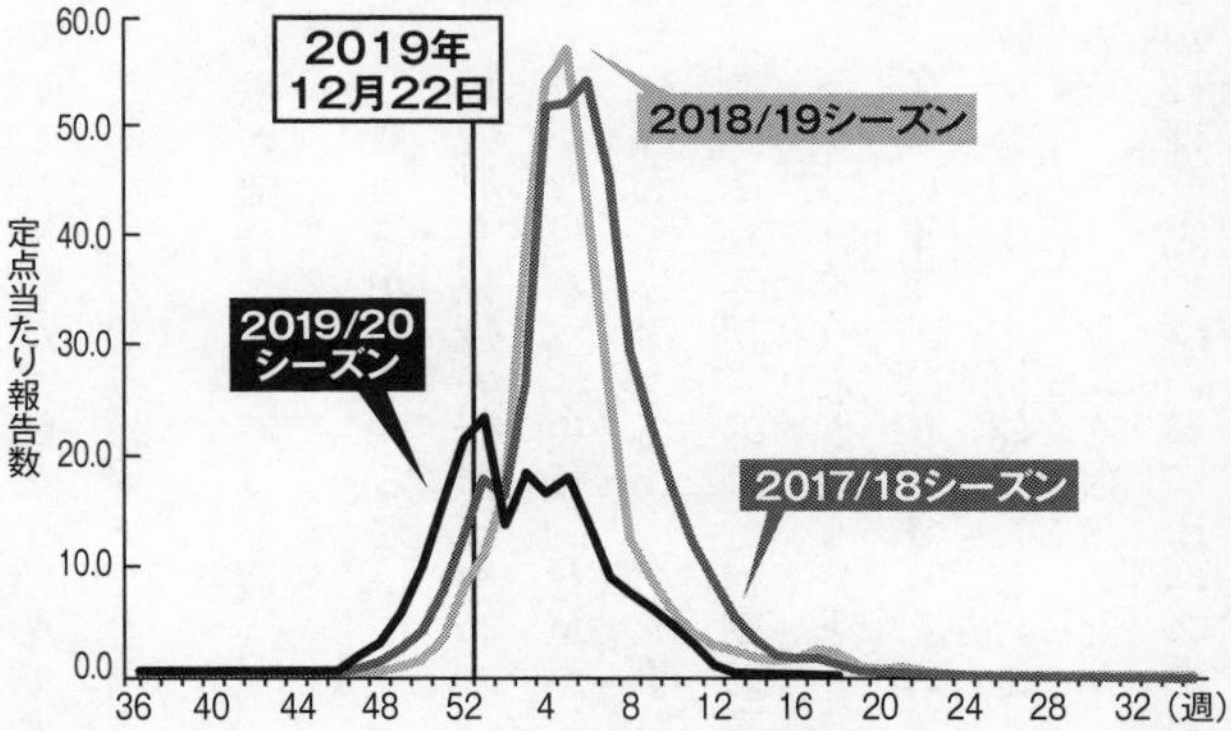

インフルエンザの流行は例年2月ごろにピークを迎えるが、2019～2020年シーズンは、第52週（2019年12月23日～29日の週）に例年の約50%の感染者数をピークに失速した。このシーズンの感染者数は推計729万人で、例年の7割程度だった。「今冬のインフルエンザについて（2019/20 シーズン)」（国立感染症研究所）より。

クチンは打たないし、解熱剤は飲まないんです。妻が熱が出るということは身体が戦っているということだから、解熱剤はダメだと言うんです。

最初に弱毒株が流行った日本は幸運

井上　コロナは、変異株が生まれるたびに免疫力の免許更新をやっているところです。かかるたびに新しい変異も免疫の記憶に加わる。ロックダウンや外出規制、緊急事態宣言など、人為的な介入がなければ、免疫的な軍事訓練で収まっていく。そして、知らないうちに毎年の〝ただの風邪〟になっていくんですね。

日本の場合、２０２０年初めの流行初期の段階で、渡航制限もしない、外出制限も営業制限もしない、誰もマスクなんかしないというゆるゆるの対策だったおかげで、弱毒株が一気に広がり、免疫の軍事訓練ができ、その後ずっと被害が少なく抑えられてきた。初期の弱毒株はワクチンのように機能したわけです。

小林　安倍《あべ》（晋三《しんぞう》）さんが何にも対策しなかったおかげです（笑）。

井上　安倍さんには、免疫学のパイオニアである順天堂大学の奥村康《おくむらこう》特任教授が、先ほど名前を挙げた京大の上久保靖彦さんを紹介しているんですね。だから、安倍さんも集団免疫で日本は安全だということをご存じだったので、それで「ＧｏＴｏトラベル」を始めたんですよ。

小林　へぇー、そうなんですか。あれ、やればよかったんだよね。途中でやめることはなかったんだよ。

最初に弱毒株が流行った日本は幸運でしたね。被害を抑えながら順番に免許更新ができたということですよね。

しかし、そう考えると心配なのは台湾ですね。本当に初期の段階で鎖国して、ずーっと新規感染者がほとんどゼロの水準で来て、この5月中旬から変異株が急に増えた。5月末にはピークアウトしたので、いったんは収束しそうですが、これからどうなるかわからない。オードリー・タンというＩＴ担当相がなまじ優秀だったために、ＳＡＲＳの二の舞にはしないと、初期の段階で素早くシャットダウンしてしまったのだけど。

井上　一番早期にロックダウン、国境封鎖をしましたからね。強毒のＧ型を止めることに成功したとは言えますが、昨年3月以降の変異株にほとんどさらされていなくて免許更新をしていません。封鎖を解くと、免疫のカードをもっていない型が入ってきて、新たな被害が出る可能性はあります。

小林　むしろ感染を広げなくちゃいけなかったのではないかと。感染が広がらないまま国を閉じたら、一体どうなるんだろうと思っていたんですよ。ずっと鎖国したままにはできないわけで、どういう出口戦略が描けるのかなと。

井上　赤ちゃんでも、お母さんが不潔恐怖症で、消毒だの殺菌だの衛生面に気を使いすぎると、将来、花粉症などのアレルギー症状が出やすくなります。

小林　人間の生活の粗野な部分を捨てていくと、思わぬしっぺ返しが来るんですよね。わしの子供の頃は、川の中でも藪の中でもどこだろうと入っていって、毎日のように擦り傷を作っていたし、はしかになったり、水疱瘡《みずぼうそう》になったり、何やらかんやらに感染していたわけですからね。それが現代にはなくなってしまっている。台湾もそれと同じことをやっていたような気がしますね。

井上　非常に早期にロックダウンして国境封鎖したところは、これからそのツケを回される可能性があります。

パンデミックではなくインフォデミック

小林　しかも封鎖を解除する方法としては、ワクチンしかなくなるんですよ。自然免疫と交差免疫で対処するという訓練をしないままになっちゃっているから。

インフルエンザが流行しているときはほとんど放置して、誰も気にすることなく、蔓延させてたわけですからね。無関心で蔓延させて、集団免疫に達していた。

東京五輪では観客を入れるかどうかで揉めて無観客になりましたよね。それで、わし、長野五輪のときにインフルエンザの流行はどうだったか、調べてみたんですよ。

長野五輪は１９９８年２月７日から２月22日まで開催されました。この当時の厚労省調査（国立感染症研究所感染症情報センターの集計）は、全国民対象ではなく、学童等（幼稚園、保育園、小学校、中学校に通う者等）だけが対象なんですが、１９９７年後半から１９９８年前半のシーズンのインフルエンザ患者は、全国で１２７万人と、過去10年間で最高の患者数を記録していました。長野五輪が始まる直前の週（２月１日〜２月７日）にピークに達していて、この週だけで49万６６００人の感染者が出ているんです。

高齢者層はカウントされていないので見えないのですが、今の患者の年齢構成比から考えれば、学童の何倍も患者が出ていて、バタバタ死んでいたんだろうと思います。

井上 インフルエンザの場合、年齢構成比で見ると、子供と高齢者の山が高くなるU字になりますからね。コロナと同じで、20代、30代は強い。

小林 「コロナ君」は優しいから、子供を殺しませんが（笑）、インフルエンザでは老人だけでなく、子供も死ぬんですよね。

このシーズンにインフルエンザ脳症・脳炎にかかった患者は、60歳未満で217人報告され、1〜3歳がもっとも多く、死亡が58人（20歳未満が57人）、回復したが後遺症が残った者が56人、経過観察中（調査当時）が17人となっています。

そんな中で長野五輪は、渡航制限も観客制限もなく、観客も満員で平然と開催されている。当時はテレビや新聞が騒がなかったから、誰もインフルエンザのことなんて気にしなかった。たぶん、観客や記者団、選手団の間で蔓延したと思うんですが、メディアが騒がないから、全く問題になっていないんです。

井上 コロナでメディアが騒がなければ、こんな事態にはなっていなかったんですね。

小林　今の新型コロナの騒ぎはパンデミックではなくて、デマが拡散するインフォデミックだというのは、こういうことです。

第5章

間違いだらけのコロナ対策

パパイヤでも陽性になる

小林　１９９８年の長野五輪の頃は、インフルエンザが大流行していても、全く気にせずに五輪を開催していたのに、今のコロナでこれほど大騒動になったのは、ＰＣＲ検査というものが存在したからだと思うんですよね。ＰＣＲ検査はウイルスを持っているけど無症状という人まで洗い出してしまうから、玉川徹《たまかわとおる》（テレビ朝日社員。『モーニングショー』コメンテーター）とか岡田晴恵《おかだはるえ》（白鷗大学教授）とかが「ＰＣＲ検査をやりまくって、全員、隔離しろ」とギャーギャー騒いで、大騒ぎになった。

井上　おっしゃる通りです。

無症候性感染というのは、文字通り無症状で、一昨年までの医療の世界では、無症状である限りは患者として扱わないのが当たり前でした。ところが、ＰＣＲ検査で測りまくって、陽性者イコール感染者として扱い、しかも新型コロナウイルス感染症に２類相当以上の指定感染症という縛りをかけてしまったために、検査陽性者を全員、座敷牢に閉じこめなくてはならなくなった。

今回のコロナ騒動では、この「PCR検査」と「2類相当以上」の2つが、A級戦犯でした。

（注：新型コロナウイルス感染症は2020年1月、感染症法第6条第8項に基づく「指定感染症」として政令で指定された。2021年2月13日に施行された改正感染症法では、新たに「新型インフルエンザ等感染症」に位置付けられたが、2類相当以上は変わっていない）

小林　しかも日本はPCR検査のCt値（ウイルスのRNAを増幅する回数。Ct値が大きいほど、わずかなウイルスを感知できる）が異常に高くて、無症状者を片っ端から捕まえようとしてきたんですよね。

井上　PCRはコロナのRNAの100塩基くらいを2倍、4倍、8倍、16倍と増幅してウイルスを感知する装置で、リーズナブルな増幅回数で使う限りは、感染を確認するのに便利なものです。ところが、日本ではCt値を40～45と、とんでもなく高い数値で設定しているから、ごくわずかなRNAを拾ってしまい、検査陽性者の圧倒的多数が無症候性感染者となっています。唾液で検査していますが、口の中で自然免疫の主役である好中球に殺されたウイルスの欠片を拾っているだけなんですね。35を超えると、感染力のあるウイルスはほとんど存在しないとされています。これを50まで上げると、バナナやパパイヤでも陽性になります（笑）。

小林　あー、そんな話がありましたね。昨年の5月頃、タンザニアの大統領が、PCR検査をやっている国立研究所が不正をしていると疑って、動物や果物などから採取した液体に人間の名前をつけて提出して検査させたら、パパイヤで陽性判定が出たと。

井上　それで大統領は研究所長らを停職処分にして、その後、心臓病で亡くなるんですけどね。コロナに感染したんじゃないかと噂されていましたが。

タンザニアでどういう検査をしていたかはわかりませんが、要するに、Ct値を上げていくと、疑陽性だらけになるんですね。50くらいにすると、なんでもかんでも陽性と判定される。

日本は40～45で検査をしている。国立感染症研究所の設定している基準が40～45なんです。台湾は35、中国は37未満です。一方、欧米では、イギリスやフランスが40～45、米国は37～40と総じて高い。この辺りの国は、感染者がかなり多いほうですが、無症状で人にうつさない人だけでなく、おそらく疑陽性の人もかなりの数が陽性者としてカウントされているはずです。

厚労省はCt値を35に下げよと通達

小林　だから、あんなにとんでもない数の感染者が出てくるんですね。

井上　日本が40～45にしているのも、欧米のマネなんですね。

小林　英インディペンデント紙（2021年6月10日）の報道によると、イギリスの国営医療サービス機関であるNHS（国民保健サービス）が、医療機関に対して、単なる検査陽性者と症状が出た患者を区別するよう指示したと報じています。

井上　実はそれ、日本の厚労省もやっているんですね。2021年1月22日に、厚労省の新型コロナウイルス感染症対策推進本部から都道府県等に対し、「医療機関・高齢者施設等における無症状者に対する検査方法について（要請）」という事務連絡が出ていて、その添付資料でPCR検査作業の効率化のため、検体プール検査法を実施せよと通達しています。5人分の検体を混合して一度にPCR検査を実施し、もし陽性と出たら、個別にP

CR検査をやり直して特定するという検査法で、このときにCt値を30～35にしろと言っている。この方式にすると、検査陽性者は激減します。

小林　そんな通達が出ているんですか。

井上　はい。知らない人が多いんですね。それで、民間の病院や開業医、検査センターのドクターに、「先生のところではどうしておられますか？」と訊いたら、みんな「えっ？そんなことは聞いてません」とびっくりしていた。

小林　民間の医療機関には通達が出ていない？

井上　ええ。全然聞いてないと言われた。自治体の保健所ベースの検査所には通達が行っているんでしょうが、現在では保健所での検査数は全体の数％で、Ct値を変えても影響は小さいんですね。

全国一斉にやると、いきなり検査陽性数が激減（最大で五千分の一に）して怪しまれるから、まず保健所から始めているんでしょう。次に公立の医療機関や大学、最後に民間と、徐々に広げていって、少しずつ水道の蛇口を閉めていくと、美しい減衰曲線を描いて収束に向かうと。

小林　それ、公の場でしゃべっちゃダメですよね（笑）。

井上　いやいや、検体プール検査にしてCt値を30〜35にしろという話は、ちゃんと厚労省の公式文書で出ていて、ネットで公開されていますからね。

タピオカ屋がPCR検査屋に

小林　だけど、最近、ＰＣＲ検査自体も減ってきているんですよね。「東洋経済オンライン」の特設サイトには検査人数のグラフもあって、それを見るとだんだん減っている。一番多かった日は今年の6月3日で17万6０００人くらいだったのが、２週間くらいで急激に減って、今は7万人くらいにまで落ちています。

わしがやっている「ゴー宣道場」の門下生に観光業の人がいて、仕事がないからＰＣＲの検査キットか何かを組み立てる仕事をしているんですが、最近ヒマになってきたと言っていました。

井上　仕事がヒマになったのは、おそらく、同業者が増えたからじゃないですかね。

〝コロナの女王〟こと岡田晴恵さんが「ＰＣＲ検査が少ない！」と煽りまくった結果、

「検査は儲かる！」となって民間業者が激増して、競争が激しくなって、仕事がヒマになったとか。今やタピオカ屋がPCR検査屋に転業しているくらいですからね。

小林 テレビでCMまでやってますからね。芸能人が踊っていて、何が言いたいのかよくわからないCM（笑）。

井上 最初は1検体1万5000円だったのが、それが10検体まとめると9万円とかになって、今はどんどんダンピングが進んでいる。

小林 唾液のPCR検査で、1件2000円なんてのもありますね。陽性と出たら、もう1回ちゃんと保健所で検査を受けろっていう。そういった業者の検査結果も公式に陽性者としてカウントされているんですかね？

井上 民間の場合、国に報告するところとしないところがありますね。民間でも医療機関であれば、コロナは2類相当以上の指定感染症ですから、医師には報告の義務があります。しかし、タピオカ屋が転業したPCR検査屋さんの場合は報告の義務がないので、カウントされません。本来なら厚労省がきちっと数字を把握する義務があるんですけどね。

民間の検査屋で陽性になったら、もう1回、保健所や医療機関でちゃんとした検査を受けるか、自宅で2週間、大人しくしているか、症状が出ていなければ、マスクして出歩くか。

小林　今は自宅隔離が増えているようですが、本来は保健所で検査して陽性と出たら、症状が出ていなくても病院やホテルに2週間隔離されてしまうわけですからね。自営業の人なんか死活問題になりかねない。症状が出ているならまだしも、なんともなくてピンピンしていてもそれですからね。だから、ちょっと確認して、自分で対応を決めたいという人が民間の検査屋を利用するんでしょうね。過剰対策が、民間検査というビジネスを生み出したんでしょう。

「世田谷モデル」は机上の空論

井上　本当はPCR検査というのは非常に大事で、大学の研究室でやっている限りは安定的に使えるんですね。しかし、一般の野戦病院のようなところへ持っていくと、何を拾うかわからない。厳密性を失ったところで運用されていますからね。

東大や京大などの先生は、非常に恵まれた環境でPCRを使っていて、間違いのないデータが出てくるから、簡単に「ＰＣＲ検査を増やせ」と言っちゃうわけです。

小林　山中伸弥さん（京都大学iＰＳ細胞研究所所長・教授）とか本庶佑《ほんじょたすく》さん（京都大学名誉教授）とかノーベル賞学者が、ＰＣＲ検査を増やせと訴えていましたね。東大名誉教授の児玉龍彦さんもそう。

井上　児玉さんはＰＣＲ検査の規模拡大を国会で訴えて、それを真に受けた世田谷区の保《ほ》坂展人《さかのぶと》区長が〝いつでも、だれでも、何度でも〟検査を受けられる「世田谷モデル」をやると。

小林　だけど、予算が足りなくて、物理的にも不可能で、ぐだぐだになった。広島県の湯《ゆ》﨑英彦《ざきひでひこ》知事も、広島市民70万人を対象にＰＣＲ検査をやるとぶち上げたけど、結局、一部の区の事業所だけに留まった。

井上　現実世界ではなく、頭の中に描いた理想的な世界、タコつぼの世界であれば、「世田谷モデル」は正しいんですよ。毎日、国民全員にＰＣＲ検査をして、有症状の人も無症状の人も全員隔離していけば、感染は止まるでしょう。だから、真面目に一生懸命に、国会でそういう訴えをしてしまう。

だけど、タコつぼの外は魑魅魍魎《ちみもうりょう》の世界で、そういう理論は全く通じません。大学という象牙の塔の中ではうまくいっても、いったん野に放たれたＰＣＲ検査は、ルール無用の世界で暴走を始め、今や陽性判定を出せば出すほど、ビジネスとして儲かるという状況になっている。学者さんはたいてい〝性善説〟に立っていて、検査のルールを守るなんて当たり前のことで、守らずにやる人間がいるなんて想像もつかないわけですよ。

小林　確かに、彼らを見ていても、性善説というのは感じますね。

しかし、玉川徹や岡田晴恵も、「無症状者が危ない」「無症状者を炙《あぶ》り出して隔離しろ」と言い続けてきたわけですが、日本国民１億２６００万人を毎週とか毎月とか定期的にＰＣＲ検査をする検査体制を築こうとしたら、とんでもない予算と人員が必要だとか、無症状者を全員隔離しようとしたら、ホテルがいくらあっても足りない、予算がいくらあっても足りないとか、ちょっと考えればわかりそうなことなのに、ずーっと言い続けているんですよ。世田谷区や広島市の例で無理だとわかったわけでしょ。

SARSの対策はコロナに通用しなかった

井上　無症状者もうつすというのは事実ではあるのですが、感染から発症まで1〜2週間もタイムラグがあって、感染力が強く、しかし、症状はたちの悪い風邪というレベルの疾患に、検査と隔離という対策を適用したところが失敗だったんですね。ペストのように、感染してすぐに発症する感染症であれば、お隣へうつしに行く前に隔離するクラスター対策で封じ込めが可能だったのですが、新型コロナでは通用しなかった。

SARSはなぜ収束したのか、いまだによくわかっていないのですが、当時、WHO（世界保健機構）の西太平洋地域事務局長としてSARS対策を担当した尾身茂さんは、SARSと同じ手法を導入して失敗したわけです。

世界中の専門家が飛沫感染、空気感染がメインだと考えているから、世界中で失敗している。「三密」なんて関係ないんです。空気感染という幻想を広げたのが、やはり、あの「富岳」のシミュレーションで……。

小林　そうですよ。最悪ですよ、あの機械は（笑）。

井上　まあ、「富岳」はただのコンピュータですけどね（笑）。
　確かに、呼気の霧状の微粒子があのように移動しているのは事実だろうと思うんですが、あの中に感染力を持ったコロナウイルスはほとんどいない。
口腔内は感染防御の最も強烈な修羅場で、ご飯のたびに変なものがいっぱい入ってくるわけですから、そういうものを片っ端から活性酸素で潰すようなしくみが口の中にある。
小林　なるほど。「富岳」のシミュレーションは、ウイルスが含まれる霧状の微粒子が口から出てきて、マスクをしていないと吸い込んで感染するし、三密の状態だとマスクしていても入ってくるんだと言っているわけですが、そもそも微粒子の中にいるのはウイルスの欠片ばかりだと。もし感染性のあるウイルスがいて、自分の口の中に入ってきても、好中球とかが殺してくれるんだということですね。
井上　その通りです。
小林　じゃあ、マスクいらないですね。
井上　必要ないですね。
先ほど、デンマークの実証実験で、マスクに感染を防御する効果はないという結果が出たというお話をしましたが、以前からインフルエンザに関しても、マスクに防御効果はないというエビデンスが出ているんですね。

インフルエンザではマスクいらないのに、コロナではいる?

小林　大阪大の宮坂昌之《みやさかまさゆき》さん（免疫学フロンティア研究センター招聘教授）は、ニュースサイトの「現代ビジネス」（2019年12月23日付け）に「マスクをつけてもインフルエンザ感染を防げない理由」という論考を寄稿していて、マスクの感染を防止する効果は極めて限定的だと言っていたんです。それなのに、コロナではマスクの徹底が必要とか言い出している。

井上　そうですか（笑）。

小林　変な話なんですよ。コロナになったら、なぜか話が違ってくるんですよ。専門家の皆さんはインフルエンザが流行っていた頃は、「マスクは効果がないというエビデンスがある」と言っていたのに、コロナが流行してインフルエンザが激減したら「マスクや手洗いがインフルエンザ予防にも効いたんだ」と言い出している。おかしな話ですね。

井上　宮坂さんは非常に優秀な方で、免疫学の世界では権威と呼ばれている専門家ですけどね。

小林　そうなんですか。mRNAワクチンも、いつのまにか肯定しちゃったから、あの人はもう免疫の力を信じてない。権威からすべり落ちてしまいましたよ。

なぜ世間一般でマスクの評価が変わったかというと、欧米の人たちは流行初期の頃、全然マスクをしていなくて、日本人は几帳面に、マスクや手洗い、うがいをしていて、欧米と日本で被害が桁違いだということがわかってきたら、「マスクのおかげだ」と思い込んだからですよね。だけど、欧米人がマスクをし始めても、全然減らなかったじゃないですか。日本並みにまで下がったかといったら、全然そんなことない。

日本人にしても、ウレタンマスクという、何もかも素通しの〝なんちゃってマスク〟をしている人がけっこういて、こういう人たちはマスクをしていないも同然なんですよ。マスクをしているように見えるだけで、していないも同然。そういうのはOKなのに、マスクせずに店に入ろうとしたら、やいのやいの言われる。なんなんだよ、それ。

井上　科学的に効果があるかないかではなく、日本人が気にするのは〝人の目〟ですからね。

小林　しかも、ワクチンを打ったら、もうマスクしなくていい、みんなマスクをはずすにはワクチン打つしかないって言っていたのに、いざワクチン接種が始まったら、「ワクチン打ってもマスクははずすな」と言い出す始末ですよ。

井上　いや、本当に今回のコロナ騒動は根深いですね。これはね、日本人の遺伝子ですよ。ずっと変わらない日本人の遺伝子。

小林　遺伝子ですか。それはちょっとがっかり。

井上　日本人は失敗しないことを目標にする人生なんです。成功を目指さない。アングロサクソンは、大航海時代にどんどん世界へ出ていった山賊、海賊の集団ですからね。パイオニアで未知の世界へ出ていって、最後は月にまで行っちゃうわけですよ。冒険心遺伝子でパイオニア的な生き方をする。日本は逆に、失敗しないことを目標にする。だから、人目を気にして右にならえをする。

小林　なるほどね。アメリカなんて1日数万人単位で新規感染者が出ているのに、「コロナを克服した」「マスクもはずしていい」って言って、大谷翔平《おおたにしょうへい》が出たオールスターの試合でも観客を5万人くらい入れて、ワーワーやっていたわけですからね。
この本が出るのは9月末で、今の段階では想像がつかないけど、ワクチン接種がそれなりに進んでも、日本人はみんなまだマスクをつけてそうな気がする。

井上 そもそもマスクは、発症して咳とくしゃみがある人だけすればいいんですよ。

小林 それが普通ですもんね。風邪ひいたらマスクぐらいしなさいよって話。エチケットとして。熱が出ているやつは家から出てくるなよっていう、ただそれだけのこと。

井上 昔は「熱ごときで休むとは何事だ」と言われて、それが僕らの時代だったんです。今は「熱があるのに来るとは何事か」と。むしろ非常に働きやすくなった。それでいいんですよ。

小林 コロナ時代のニューノーマルなんてクソ食らえですよ。元気なら電車に乗って会社に行けよ（笑）。仕事が終わったら飲み屋でウサを晴らせよ。

井上 常識を取り戻そうと。

小林 そうそう。常識ですよ。

井上 だから、なぜこんな状況になったかというと、実行した対策が本当に効果があったかをちゃんと検証せずに、最初の段階で、何をどうしたらいいかわからないまま、とりあえず決めたことをただズルズル続けてきてしまったからですね。

外国ではロックダウンや渡航制限、外出制限をしても、全く感染が止まらなかったし、マスクも関係なかった。日本でも緊急事態宣言に関係なく、増えるときは増えるし、減るときは減ったんです。なぜかといったら、もう人の中に〝トロイの木馬〟が潜んでいるからです。「三密回避」も「8割減」も効果がなかったのはそのためです。だから、世界中の国が全部、失敗しているんですね。

小林　いわゆる専門家、テレビ専門家みたいな人たちが、世界標準があると思い込んでるじゃないですか。グローバルスタンダードがあると思い込んでいて、外国の様子を見て、「日本も2週間後はこうなる」と。だから、外国と同じ対策をしなくちゃいけないと。

ワクチンだってそうですよ。イスラエルはここまで接種が進んだ、イギリスはここまで進んだ、乗り遅れちゃいけないと、何も考えずに進めようとしている。

井上　自称専門家が大手メディアに出てきて、パンデミックになった海外の情報を持ち出して恐怖感を煽りまくって、リスクの少ない日本が過剰反応している。それがやっぱり日本の一番大きな問題ですね。

気の毒すぎる飲食店

小林 飲食店に対する営業規制だって、要するに、海外の猿まねですよ。ロックダウンとかやっている国が飲食店を営業禁止にしたりしているから、「うちもやらなきゃ」ってやっているだけ。飲食店の営業時間を規制して、酒を出すな、自粛だと。

井上 おかしな話です。

小林 夫婦でフランス料理を食べに行ったら、目の前に透明なパーティションが立ててあって、めちゃくちゃ頭に来た（笑）。

いくら何でも夫婦だよと。家では普通に食卓を囲んでますよ。夫婦で食事しているのに、何で衝立《ついたて》がないといけないわけ？　って言ったら、半分だけずらしてくれた（笑）。

井上 飲食店の皆さんは、こんな無意味なことを一生懸命やらされて、何という暴力かと思いますね。

小林 飲食店に限らず、いろんな店に入るときに手指のアルコール消毒をさせられますよね。店の人は、テーブルから何から、客が触ったものを全部、アルコール消毒して。

この前入った店なんて、テーブルに座っているのに、店員が食器を片づけながらアルコールを雑にシュッシュッて噴霧するから、うわっ、臭いってなって。禁酒法だったら、そっちのアルコールも禁止しろって言いたくなった（笑）。だけど、こうやって消毒しまくれば、コロナに限らず、あらゆる細菌やウイルスが根こそぎ殺されるわけで、無菌状態にすることが人間にとっていいことなのかと。

井上　おそらく、このコロナ以降のアルコール消毒生活が、世界中の人々の免疫状態にパラダイムシフトを起こす可能性がありますね。菌やウイルスに触れなくなって、ものすごくアレルギーが増えるかもしれません。

小林　こういう異常なことを続けていくと、何かとんでもないしっぺ返しが来そうな気がしますよね。

井上　しかも、アルコール消毒もパーティションもコロナ対策としてはほとんど意味がない。多くの飲食店の人たちも無意味だとわかっていて、お上にやらされているだけでね。「あの店は対策をちゃんとやっていない」と密告する人もいますから。人の目がやらせている。日本は総監視社会ですね。〝世間の目〟という相互監視体制。

小林 ホント、そうです。先日も酒を出す店に入って、この店はいいなと思って、帰り際に「君の店はいいね。お酒も出してくれて素晴らしいよ」と言ったら、「いや、以前はずっとお酒出さないようにしていたんですよ」と、慌てて言い訳を始めるわけ。嫌味で言っているんじゃなくて、褒めたつもりだったのに、「前はルールを守っていたんですよ。でも、食っていけなくて仕方なく」ってどんどん弁解を始めるので、人の目を気にしてビクビクしながら営業しているんだなと思って、本当に可哀想で。

独裁者の手法

井上 そうさせているのは小池《こいけ》(百合子《ゆりこ》)都知事で、彼女は確信犯ですよ。全部わかっていて飲食店を叩いている。

小林 それはわしも思った。毎日、毎日、記者会見して、「今日の感染者は何人」とわざわざ発表して煽りまくって、全部、飲食店が悪いとスケープゴートにして、悪の存在である飲食店を叩けば叩くほど、自分の人気が上がるという寸法。独裁者の手法ですよ。

しかし、「三密回避」も「8割削減」も意味がないのだとしたら、本当に飲食店はスケープゴートにされているだけで、気の毒すぎます。無意味に追いつめられているだけじゃないですか。

井上　今、感染者がどこで出ているかといったら、飲食店の割合なんて本当に低くて、ほとんどが家庭内感染（80％）、それから院内感染や施設内感染なんです。一般の人からしたら、圧倒的に自宅ですよ。若い人が飲み会やって騒いだって、病院や介護施設にいる高齢者とは関係ない。

小林　毎月、「ゴー宣道場」をやった後は、必ず場外乱闘という名の打ち上げをやっていて、いつも50人とかという規模で、酒を出してくれる店を探し出して、飲み会をやっているんですよ。もう、毎回、隣の人の声が聞こえないというぐらい大騒ぎで会話をしているのに、誰一人、発症者が出てないんですよね。だから、わしはもう飲食店の感染可能性は完全に実験済みだっていう感じなんですよ、わしの感覚からすると。

この前も目黒駅のそばにある餃子屋に入ったら、若いやつらでいっぱいで、飲んでいる酒の量も普通じゃない。ギガハイボールとかっていって、バケツみたいなジョッキで飲んでいる（笑）。

井上　やっぱり抑圧されているんですね。

憲法違反だから、〝補償〟ではなく〝賠償〟を求めよ

小林　そうそう。酒飲んで、わーわーしゃべっていて、これを「富岳」でシミュレーションしたら、飛沫だらけでどえらいことになるぞと（笑）。

そういうお上に逆らって酒を出している店は、どこも客でいっぱいですからね。こういう店でクラスターが発生したら、ここぞとばかりにテレビとかが鬼の首を取ったかのようにニュースで取り上げそうだけど、今まで聞いたことない。これでなんで飲食店は営業規制されなきゃいけないのかと。

憲法学者で慶應義塾大学法務研究科教授の横大道聡《よこだいどうさとし》さんが「ゴー宣道場」に来てくれたんですが、今行なわれている移動の自由や営業の自由の制限は、憲法違反であると。移動の自由や言論の自由、営業の自由は憲法に保障された基本的人権であり、時短営業の要請に従わなかったら過料を科すなどというのは許されないんです。だから、みんな「休業

補償を出せ」と言っているが、〝補償〟じゃない、憲法違反なんだから〝賠償〟しろと言わなきゃいけないと言っていた。

井上 全くその通りです。

小林 だから、要請に従って店が潰れてしまった飲食業の人たちは、国や自治体を相手取って損害賠償請求をしたほうがいい。国や都が汚いのは、強制ではなく「要請」だと言って責任逃れをしながら、従わなければ過料を科すというやり方をしているところ。みんな怒らないとダメだよ。

井上 そういう意味で、グローバルダイニングの長谷川耕造《はせがわこうぞう》社長は、「昨年は超過死亡がマイナスになった」「季節性インフルエンザが流行しているときに緊急事態宣言は出ていない」と非常にロジカルに反論していて見事ですよ。見事というか、あまりに理不尽な規制で、今まで育ててきた会社が潰されそうになっているんだから、そういう反応をするのが経営者としては普通なんですよ。なぜ他の飲食店は追従しないのか。

小林 お上には逆らおうとしないんですよね。

井上 政府は思考停止しているけども、市民も思考停止しているんです。それは恐怖感で固まってしまっているから。メディアがつくった虚構の牢獄に閉じこめられているような状況なので。

小林　そうですね。信号が黄色で、車は1台も来てないのだから、さっさと道を渡りゃいいのに、ずーっと黄色信号を見ながら必死で耐えて道を渡らず、そのまま餓死していくような感じです。

井上　お上品ですね。大阪には「黄色まだまだ、赤3台」という言葉がある。赤になっても3台まではOKというのは問題ですが（笑）、黄色では注意して進むのは当然ですね。

小林　さすが大阪。

井上　だから、このコロナ騒動が終わって、感染対策として強要されてきたことがすべて無駄な人災だったとわかったときに、その怒りがどこへ向かうか。どこで爆発するかというのは、これから社会的に非常に大きな問題になっていくでしょうね。

小林　わしはそれを全部、マスコミへぶつけようと考えている。恨みは全部マスコミにぶつけるよう誘導している。

マスコミのコロナ報道はあまりにもデタラメで、放送法にも微妙な問題がある場合は両論併記せよと書いてあるのに、絶対に両論併記せず、一方的に危険だという情報だけを流し続け、恐怖を煽り、混乱を助長し続けてきたんです。

わしは絶対に許さないからな。

第6章

今すぐにやるべきこと

指定感染症を解除せよ

井上　小林さんは『コロナ論』のなかで、コロナに対しては〝ノーガード戦法〟でいいんだとおっしゃっていましたね。

小林　ええ。

井上　しかし、それには軽いパンチを少しずつ受けないといけません。いきなり最初から強いパンチをボーンと打たれると、ノックアウトされてしまいますから。

小林　ああ、そうか。「あしたのジョー」も好き放題打たせるのではなく、適度にかわしながら打たせていましたもんね（笑）。

井上　そうです。ノックアウトされるというのは、要するに医療崩壊するということで、医療のキャパを超えない程度に、徐々に、ゆっくりかかり続けるということです。

幸いにして日本人は、長年、土着コロナで交差免疫が鍛えられてきたし、最初に入ってきたのが弱毒型でそれが一気に広がったので、一番危険な流行初期を無難に乗り越えることができたと考えられます。

小林　インフルエンザの場合は、それで毎年やり過ごしているわけですからね。だから、指定感染症（2類相当以上）にしなければ、普通に生活して、何も変わらなかったはずです。最初はよくわからない感染症だったから、過剰反応したことは仕方がなかったけど、見極めがついた段階ですぐに解除すればよかったんですよ。

井上　はい。ですから、PCR検査の乱用と指定感染症の2つがA級戦犯なので、この2つをやめれば、一瞬にしてコロナはインフルエンザと同じ扱いになり、日常に戻れます。

小林　2009年に新型インフルエンザが入ってきたときも、最初は指定感染症だったじゃないですか。だけど、すぐに解除されていますよね。あれは何であんなに早く解除されたのですか。

井上　感染者数は季節性のインフルエンザ並みで、死者は203人と非常に少なかったからですね。

小林　でも、マスコミは大騒ぎしていましたよね。カナダに修学旅行に行っていた横浜市の高校生が新型インフルエンザに感染して帰ってきたとかで（注：実際は季節性インフルエンザだった）、舛添要一《ますぞえよういち》厚労相が深夜に記者会見を開いて、横浜が大騒ぎになったりし

厳しい

感染症法に基づく主な措置

交通の制限、建物の立ち入り制限・封鎖	入院の勧告・措置	疑似症患者への適用	就業制限	汚染された場所の消毒、物件の廃棄等	積極的疫学調査の実施	診断・死亡時の医師による届出	患者情報等の定点把握
○（政令で定められた場合）	○	○	○	○	○	直ちに	×
○	○	○	○	○	○	直ちに	×
×	○	○（政令で定める感染症のみ）	○	○	○	直ちに	△（一部の疑似症のみ）
×	×	×	○	○	○	直ちに	△（一部の疑似症のみ）
×	×	×	×	○	○	直ちに	△（一部の疑似症のみ）
×	×	×	×	×	○	7日以内	○

＊新型コロナウイルス感染症は2020年１月の政令で２類感染症相当の「指定感染症」となったが、2021年２月の感染症法改正により「新型インフルエンザ等感染症」に位置付けられた

＊厚生労働省「新型コロナウイルス感染症の感染症法の運用の見直しについて」（第47回厚生科学審議会感染症部会資料）、同「『感染症法等の改正について』に関するQ&A」（事務連絡）等を参照

図8 感染症法に基づく措置は「新型コロナ」が最も

——感染症法による感染症の分類と同法に基づく主な措置

分類

感染症の名前	分類の理由・考え方	外出自粛の要請、都道府県による経過報告、実施措置の公表等	無症状者への適用	
新型インフルエンザ等感染症 新型コロナウイルス感染症、新型インフルエンザ等	新型コロナウイルス感染症を新型インフルエンザ等感染症に位置付けて、その流行に対応。将来発生しうる新たなコロナウイルス感染症にも備える	○	○	
1類感染症 エボラ出血熱、ペスト、ラッサ熱等	感染力、罹患した場合の重篤性からみた危険性が極めて高い	×	○	
2類感染症 結核、SARS、MERS、鳥インフルエンザ（H5N1、H7N9等）	感染力、罹患した場合の重篤性からみた危険性が高い	×	×	
3類感染症 コレラ、細菌性赤痢、腸チフス等	特定の職業への就業によって感染症の集団発生を起こし得る	×	×	
4類感染症 狂犬病、マラリア、デング熱等	動物、飲食物等を介してヒトに感染する	×	×	
5類感染症 インフルエンザ、性器クラミジア感染症等	必要な情報を国民一般や医療情報者に提供・公開することで発生・蔓延を防ぐ	×	×	

ていた。
あの当時はPCR検査はなかったんですかね。

井上　やっていなかったですね。

小林　もしPCR検査があって、毎日、毎日、小池都知事みたいに「今日の感染者は何人」と煽り続けたら、指定感染症の解除はできなくなっていたかもしれませんね。すぐに解除したから、みんな「ああ、新型インフルエンザって大したことないんだな」と思ったわけで。

井上　インフルエンザというのは、2週間、学校を休校にすれば、その間に集団免疫ができ、それで収まるんですね。感染から発症までが1～3日で非常に早く立ち上がる疾患なので、コントロールしやすいんです。

SARSだったらクラスター対策が効いた

小林　じゃあ、同じコロナウイルスのSARSは何で日本に入ってこなかったんですか。

井上　SARSが入ってこなかった理由は不明ですが、1年弱で収束したのは、新型コロナに比べて、感染から発症するまでが短かったことと、致死率が～15％と非常に強毒であったことが理由と考えられます。

感染から発症まで短い方が、他の人にうつすチャンスが少なくなるし、ものすごく強烈で重症化しやすいと感染者は倒れて、出歩けませんからね。ＭＥＲＳはさらに強烈で致死率は35％です。

小林　そうか。致死率が高い感染症の方が広がりにくく、むしろ封じ込めをしやすいんですね。

井上　そうです。

韓国ではＭＥＲＳが流行ったんですが、このときにＰＣＲ検査を導入して、ドライブスルー検査などの技術も確立したんですね。ＭＥＲＳの経験があったから、いち早くＭＥＲＳと同じ体制を整えました。流行初期にはいったん成功したかに見えましたが、新型コロナはＭＥＲＳよりはるかに毒性が低く、感染者は軽症で、感染の広がるスピードが速かったから、結局、封じ込めに失敗した。成功体験にこだわると失敗するという典型的な例です。

日本では厚労省が、「感染者が出たらその濃厚接触者も含めて全員隔離する」というクラスター対策をやりましたが、SARSやMERSだったらそれで封じ込めができただろうと思います。しかし、ステルス戦闘機のような新型コロナのスピードには追いつけず、全く無力でした。

小林　新型コロナは、感染拡大が速いけど、致死率は低く、無症候性感染者がいっぱい出てくる。それをSARSやMERSと同じ対策で抑えようとしたから、失敗したってことですね。

井上　その通りです。

小林　厚労省のクラスター対策班には京大の西浦博《にしうらひろし》教授がいて、クラスター対策で第一波を抑えたかのように見えたんですね。それで、彼の発言力が増した感があって、「42万人死ぬ」「人流を8割削減しろ」という、全く当たらなかった研究結果をマスコミがもてはやして自粛に追い込み、経済に大打撃を与えたのですが、現実には感染拡大を全く抑えていなかった。

井上　現実的にコロナは、止める術《すべ》がないんですよ。発症したら、風邪やインフルエンザと同じように、淡々と対処するしかない。

小林 そうですよね。世間では、緊急事態宣言を出したおかげで感染者が減ったと思っている人が多いけど、実際はピークアウトして減少し始めているときに宣言を出して、下がったところで解除しているだけで、ただの自然減なんですよね。

実際、今年の4月25日から始まった3回目の緊急事態宣言のときなんて、下がりきってないとかいってズルズル延長していたら、逆に増加していきましたからね。ほとんど効果がないんでしょう（P19図1参照）。

死者が減少するパンデミック？

井上 たかが風邪と言いますが、されど風邪で、「風邪は万病の元」なんです。一昨年までは、がんでも心筋梗塞でも脳卒中でも、基礎疾患で弱っている人が死ぬときは、普通の風邪やインフルエンザにかかって死んでいた。最後のお迎えの三途《さんず》の川の渡し船が、風邪やインフルエンザだった。年寄りはちょっと風邪をこじらすと亡くなるから、「万病の元」という名言が生まれていたんです。

ところが、これだけ「パンデミックだ」と騒いだために、ただの風邪だと言うと袋だたきにされる。「人がこれだけ亡くなっているんだぞ」と。

小林　２０２０年は、超過死亡がマイナスになったんですよね。死者が減少するパンデミックなんて聞いたことがない。コロナのおかげで長生きされたお年寄りがたくさんいたわけです。

完全に過剰対策だったわけですが、厚労省は超過死亡がマイナスだったことをどうしても認めたくないようで、例年のような「超過死亡○万人」という表記をやめて、わざわざ「過少死亡」という概念を導入して、「超過死亡」という言葉の定義まで変えて、非常にわかりづらく発表しています。

それが「日本の超過および過少死亡数ダッシュボード」(https://exdeaths-japan.org/graph/numberof/)です。

純粋に死亡者が増加した分を「超過死亡」、減少した分を「過少死亡」として、その差し引きで従来の意味の「超過死亡」を表す方式にしています。それによると、２０２０年の1月から12月までの「超過死亡（死亡の増加分）」は１７２８人〜１万７３５８人、「過少死亡（死亡の減少分）」は5639人～5万2394人と、幅をもたせた表記になっています（2021年7月末時点）。

推計値なので正確にはわからないと言いたいようですが、「過少死亡」のほうがはるかに多く、どう見たってマイナスですよ。日本でコロナが本当に凶暴なパンデミックだったら、厚労省の定義する「超過死亡」は「過少死亡」を大幅に上回っていないとおかしい。

こういう姑息《こそく》なやり方をするということ自体が、日本のコロナ対策は過剰対策で失敗だったと厚労省が認めている証拠です。

井上　コロナで亡くなられた方はお気の毒で、お悔やみを申し上げますが、一方で、例年だったらインフルエンザなどで亡くなられていたはずの多くの方が、コロナによるウイルス干渉のおかげでインフルエンザが流行らずに助かったわけで、死なずにすんだ人の方が多かったということですからね。それは本人にはわからないだけで。

小林　コロナは危険だと煽ってきた医師や専門家は、超過死亡がマイナスになったという事実はよほど都合が悪いのか、みんな無視するんですよね。海外では超過死亡は何十万人と出ているけど、日本ではマイナスになったということは、日本人にとっては本当にただの風邪だったってことじゃないのかな。

「コロナでは40代、50代でも死んでいるんだ」って言うけど、今までだって、1億2600万人も人がいたら、基礎疾患のある40代、50代で、風邪をきっかけに持病が悪化して亡くなる人って、けっこういたのかもしれない。今まで見えなかっただけで。高血糖だの高血圧だのって、健康診断を受けていないと自分ではわからなかったりするからね。

風邪の流行をPCR検査で可視化して、検査陽性で死んだ人を片っ端からカウントして、毎日、感染者数や死者数を発表し続けたら、パニックが起きるんじゃないか。

井上　だから、一刻も早く、新型コロナを2類相当以上の指定感染症から、インフルエンザと同じ5類に変えるべきなんです。インフルエンザと同じ扱いにすれば、医療崩壊の問題もたちどころに解決します。

病床数世界一で医療崩壊する日本

小林　その通りで、日本の病床数160万床は、人口1000人あたりの病床数で見てもダントツ世界一で、欧米に比べて被害が数十分の一に過ぎないのに、なぜ医療崩壊が起きるのかといったら、コロナを指定感染症からはずさないからですね。
病院はSARSやMERSと同じ恐ろしい感染症として対処しなければならなくて、原則として陽性者は隔離して、外来も他の患者とは分離して診療をする必要があり、院内でクラスターが発生すると、医療従事者が隔離されて病院の機能が停止してしまいます。
コロナ感染者の入院対応をしている病院は全体の2割に留まり、ICU（集中治療室）に至っては病床の2％しかない。だから、欧米に比べれば〝さざ波〟なのに、医療崩壊が起きる。

井上　季節性インフルエンザと同じ5類に変えれば、そこら辺の開業医が風邪として診れるようになり、何の脅威もなくなるんですよ。

小林　医療従事者はもうワクチン接種がすんでいるわけですよ。わしはワクチンに感染を防止する効果が大してあるとは思わんけど、医者や専門家は「ファイザーのワクチンの有効率は95％で、すごい効果がある」と言っていたんだから、もう安心じゃないか（笑）。「効果があるからみんな早く打て」、「変異株にも効く」って言っていましたよね。そんな素晴らしいワクチンを打ったんだから、もう、インフルエンザと同じようにコロナ患者も診れるはずですよね。今までインフルエンザだって、効果の怪しいワクチン打って、それで患者を診てきたわけですから。

井上　それがね、指定感染症からはずすことに抵抗しているのは、実は厚労省の医系技官（医師免許や歯科医師免許をもつ技術系行政官）のようなんですね。

先ほどお話ししましたが、安倍さんは順天堂大の奥村さんや京大の上久保さんからレクチャーを受けてよくわかっていらっしゃって、だから、「ＧｏＴｏトラベル」や「ＧｏＴｏイート」を始めたんですが、体調を崩して菅《すが》（義偉《よしひで》）さんに引き継ぐときに「指定感染症を見直すように」とメッセージを残しているので、菅さんもわかっているはずなんです。

私も政権の要路に人脈があるので、そこから聞いた話ですが、官邸がいくら言っても厚労省はぬかに釘だと。医系技官が反対して進まないらしいんです。

小林　えーっ、そんなことになってるんだ。

井上　そういう状況なんです。だから、むしろ菅さんはメディアを活用して、表から厚労省に圧力にかけていくべきですね。

図9 人口1000人当たりの病床数は日本が世界一

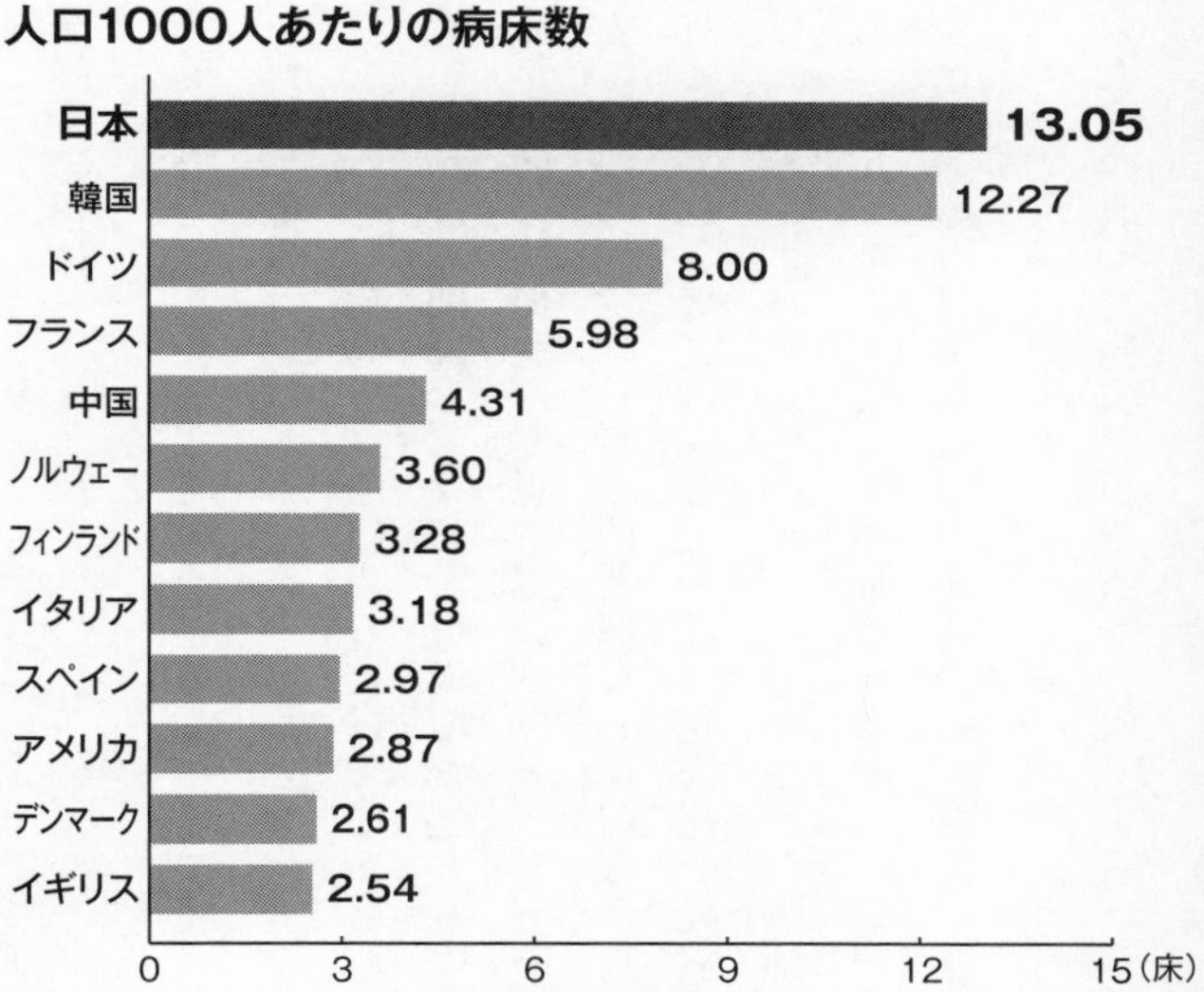

人口1000人当たりの病床数では、日本は世界一だが、病院・医院の8割が民間病院で、ほとんどがコロナ患者に対応していないために、容易に医療崩壊が起きる。数値は「OECD Health Statistics 2020」より。

医師会の正体

小林　抵抗勢力としては、医師会もあるんじゃないですか。

井上　医師会もそうですね。とにかくコロナ患者を受け入れたくない。だけど、あれをやり続けていると、自分の首を絞めるだけですからね。

小林　いいかげん国民も、なぜ医療崩壊が起きるのか気づき始めていますよね。みんな医師会を学術団体か何かだと思っているけど、日本の病院・医院の8割は民間経営で、医師会は主に民間の病院経営者や開業医などで組織された政治団体、圧力団体ですからね。コロナ対応している病院のほとんどは公立病院や大学病院などで、医師会に登録している医師のほとんどがコロナ対応なんてしていない。医師会はコロナ対応すると経営を圧迫されるから、国民に向かって「医療崩壊するから、自粛しろ」と言い続けている。

井上　ほかの職業でそんなことを言ったら袋だたきに遭いますよ。コロナで重症化してもICUに入れてもらえないとか、一般患者さんがオペを受けられなくなるとか、そういう恐怖を人質に取った発言で犯罪的ですね。

小林　そうですよ。消防士が、「火事が起こると面倒だから火を使うな」と言っているのと一緒です。

井上　何様だと思っているんですかね。

小林　「緊急事態宣言を早く出せ」とか、「外出するな、会食するな」とか、さんざん言ってきたくせに、自分たちは100人規模の政治資金パーティを開いていましたね。日本医師会が政治資金パーティを開いて、中川俊男《なかがわとしお》会長も参加していたのを今年5月に「週刊文春」がスッパ抜いていたけど、あれが圧力団体たる医師会の本業なんですよ。日本医師会が支援している自見英子《じみはなこ》という参院議員の政治資金集めをやっていたんです。

医師会は民間病院・医院の利益を守るために、政治に影響力を及ぼそうとする団体で、それが本業だから、政治資金集めをやめるわけにはいかないんだよね。

中川会長は、高級寿司店で妙齢の女性とシャンパンを飲みながら寿司を食べていたのも「週刊新潮」にバラされていた。

別にパーティやっても、女とメシ食っても、わしもやっているからいいんだけど（笑）、あいつらに自粛しろと言われ続けた一般の人たちは、そりゃ怒るよな。

井上 言っていることとやっていることが完全に矛盾していますからね。

小林 なんであんな連中の記者会見をマスコミはダラダラ垂れ流すのか。

井上 それは恐怖を煽ってくれるからでしょうね。煽って視聴率を稼いでくれるなら、何でもいい。メディアというものがいかに恐ろしいか。戦争の引き金を引くのはいつもメディアなんですよね。

小林 そうそうそう。

飲食業界も圧力団体を作れ

井上 だから、医師会の意向なんか無視して、季節性インフルエンザと同じ5類にすれば解決するんです。全体の2割の病院しかコロナ患者の入院対応をしていないので医療崩壊が起きるわけですからね。

医師会の人たちにとっても、その方がいいと思うんですよ。今までインフルエンザ患者を診てきたのと同じように対応すればいいだけで、平常化したほうが現状よりはるかにマシだと思いますけどね。

小林　しかし、医師会が一般の人たちを恫喝しているのは、本当に腹が立った。政権与党も本当にだらしない。「医療崩壊するなら、お前たちがコロナ患者を受け入れればいいじゃないか」と言えばいいのに、医師会は自民党の支持団体だから言わないんだよ。医師会の顔色をうかがって、何もできない。

飲食店に対しては、要請に応じなければ過料を科すなどという憲法違反の制裁を与えるのに、病院に対しては全くやらない。飲食業界が医師会のような圧力団体をもたないから、飲食店ばかりがいじめられているんです。こんな理不尽な話はない。

最初は医者や看護師たちに感謝の気持ちがあったけど、もはや今となっては、それもなくなってきましたね。

井上　医療従事者も普通の労働者と一緒で、やっぱり彼らも被害者なんですよ。手足縛られて働けと言われているようなものです。

小林　そうですね。現場の医療従事者が悪いわけではない。「ゴー宣道場」の門下生のなかにも医師や看護師がいて、5類になれば自分たちもできるのにと言っている。

井上　やっぱりディシジョン・メーキング（意思決定）するトップがダメなんですよ。

小林　そうですね。あと、共産党系の病院とかあるじゃないですか。そういうとこは、ものすごく政治的主張が強くて、うるさいんですよ。東京オリンピックやるなとか言い続けていた。だから、同情心がなくなってきてしまって。

井上　共産党は全く勉強していなくて、いまだに〝ゼロコロナ〟を訴えていますからね。

小林　今や政党ごとのコロナに対する姿勢はイデオロギー化されていて、本当に困ったもんです。立憲民主党と共産党はこぞってコロナ脳で、いまだにゼロコロナを主張していて、アホらしくなる。

井上　自民党の議員の中には、まだコロナを理解している人がいますが、若い連中はだいたい勉強していませんね。

小林　石破茂《いしばしげる》さんはかなりわかっていて、わしと京大ウイルス研の宮沢孝幸さんが対談した『コロナ脳』も読んでくれて、自身のブログで本の紹介をしてくれたんですよ。ただ、彼はワクチン推進派なのかもしれないが……。

井上　私が折伏《しゃくぶく》に行きましょうか（笑）。

小林　いや、それには及びません。石破さんはインフォデミックだということが、よくわかっているんです。彼は読書家で、しっかり本を読んで、理解してくれている。わしと直接会って、なおかつ、本を紹介したりすると、それだけでバッシングが来るんですよ。「あいつは小林よしのりの側についた」みたいな。そのこと自体が政治家にとってはリスクなのに、彼は勇気を持ってリスクを冒してくれたので感謝しています。国民民主党もワクチンパスポートだの、ＰＣＲ検査の陰性証明だの言っていて、結局、コロナ脳ですよ。

井上　野党がもう少し勉強してくれればいいんですが。

感染者の増減が政治利用される

小林　維新を除いて、野党は総じてコロナ脳で、本当にコロナを怖がっているのか、政府与党を攻撃する材料に使っているだけなのか、もう判別できないぐらいにイデオロギー絡みになっていますからね。ゼロコロナで政権与党を攻撃しようとしているんだから、もう本当にどうしようもない。政権を叩くなら、逆ですよ、逆。どうしてそれがわからないのかな。「過剰対策で超過死亡がマイナスになったじゃないか」「その陰で女性や子供の自殺が増加している」「経済にも大打撃を与えた」「指定感染症を解除しないから医療崩壊が起きたじゃないか」と、政権の失策を突けば、今みたいな地べたを這っている支持率が爆上がりしますよ。なのに、真逆のくだらない議論ばかりしているから、国会での議論なんてアホらしくて見てられないですよ。時間の無駄以外の何ものでもない。

井上　全く同感です。

小林　野党やマスコミは、東京オリンピックで感染者が増えるのをものすごく楽しみにしていたわけですよ（笑）。日本でもデルタ株が増えてきているので、これから感染者が増えるのはほぼ確実です。

単なる自然増、自然減で、誰にも止められないのに、オリンピック中に感染者が増えたら、「五輪のせいで感染者が増えた」「だから、オレたちは反対したんだ」「菅首相はその責任を取れ」って言いたくて仕方がなかった。

井上　あの〝ナントカおじさん〟とかいう人もね（笑）。

小林　あー、8割の人ね。

井上　自らの復権がかかっていますからね。

小林　五輪の強行開催で感染者が増加したというストーリーで、衆院選に突入すると。マスコミも野党もこれで政権をひっくり返そうというぐらいに思っていたわけでしょう。

井上　圧倒的な科学の欠如ですね。日本は今まで4回変異株の洗礼を受けて免疫力をアップしているので、感染力の強いデルタ株は相対的に弱毒化しているので、流行っても大したことないですよ。

小林　いまや感染者の増減が、完全に政治利用されていますからね。マスコミは確信犯なんだけど、野党も本当はコロナ脳というわけじゃなくて、実現不可能なゼロコロナを掲げて、コロナ脳の人たちを引きつけて支持者にしようとしているだけなんだろうな。じゃなきゃ、本物のバカですよ、ゼロコロナを信じているなら。

井上　まあね。

小林　菅さんはあれだけ野党やメディアに大反対されながら、強い意志で東京オリンピックを開催した。だから、コロナなんて大したことないとわかっているんじゃないですかね。わかっているんだとしたら、国民に、正しいコロナ対策はどうあるべきなのかを伝えるための言葉の力が足らない。

井上　ボキャ貧ですね。

小林　そうそう。安倍さんのほうがまだしっかり国民に語りかけて、理解を得ようとしていましたね。菅さんは言葉が足りないから、人の意見も聞かず、ものすごく強引に突き進んでいるという解釈をされちゃうんですよ。

井上　官房長官だったらそれで良かったんですけどね。

尾身茂会長を更迭せよ

小林　今からでもいいから。この本を読んで、政策転換して欲しい。

菅さんも就任当初は、ＧｏＴｏキャンペーンを推進して、「絶対に経済を止めない」と言っていたから、わしは支持していたんですよね。ところが、ＧｏＴｏキャンペーンをマスコミに叩かれて、どんどん腰砕けになっていった。

井上　やっぱり支持率ですね。

小林　世論がね。厳しい規制をすればするほど国民が喜んで、支持率が上がるという異常な空気になっていますからね。今の政治家はそれに抗わないんですよ。

井上　日本にとっての本当のアキレス腱はポピュリズムで、火中の栗を拾うというマインドを持たない政治家を我々が選んでいるということなんですね。全国民が被害者ですが、実は加害者でもあるという視点を持つことが、非常に大事だと思います。

小林　ポピュリズムに完全に染まったマスコミに洗脳されて、世論がとにかくおかしくなっていますからね。

井上　そこが最大の問題です。

小林　菅さんのミスは、コロナ対策の分科会をオーソライズしてしまったことですね。尾身茂会長が単独で記者会見するのを許したのは、最大の失敗だった。自分たちは五輪開催に懐疑的だが、政府が開催を決めてしまったといったことを平気で言うわけですよ。日本記者クラブで単独で記者会見を開いて、「無観客にしろ」とか言うのは、国家の恥をさらしているようなものです。

首相に直接言うならわかるが、マスコミや外圧を利用して、政府に自分たちの主張を呑ませようとしているわけですからね。

井上　そうですね。あの人たちは本来、黒子として楽屋裏でサポートする立場なんです。

それがしゃしゃり出てきて、政府批判をしているわけで、学者がいったい何をやっているのかと。

小林　彼は感染者が増えてくると、「人流を減らせ」、「会食するな」と自粛しろと言うだけですからね。経済が崩壊しようが、自殺者が増えようが、一切おかまいなし。コロナ死さえ減ればいいと思っている。

分科会の専門家は、政府に対して医学的な〝助言〟をする組織であって、意見を言うだけで何の権限もない。権限がない分、責任も問われないんです。

医療だけでなく、経済や教育などさまざまな問題を総合的に判断して政策を決定するのは政府なんです。ところが、彼はその決定に対して、わざわざ記者会見を開いて、自分たちの意見が採用されなかったと公然と批判しているわけですからね。

井上　菅さんも、彼が分不相応な発言をし出したから、かなり頭に来てると思いますね。

小林　尾身会長は権力を持ってしまったんですよ。コロナ対策においては、首相よりも大きな権力を持ってしまった。

井上　だから、安倍さんが退陣したときに、分科会のメンバーを入れ替えるべきだったたんです。

小林　あの分科会には感染症や防疫の専門家はいるけど、コロナウイルスの専門家は一人もいないのではないですか。医学の世界の感染症専門家は、感染症の〝治療〟の専門家であって、感染を防ぐ専門家ではないんですね。

井上　コロナウイルスをわかっている人は一人もいないでしょう。

戦時中は竹槍でB29を落とせなどと言われていましたが、尾身会長はミサイルを手にしてしまったから、ミサイルで蚊を叩けと言っているようなものですね。

小林　うまい例えですね。

井上　75年前の失敗を繰り返しているんですね。流行ったのがSARSだったら、クラスター対策と隔離で封じ込めができましたが、尾身会長は、SARS封じ込めの成功体験にとらわれ、新型コロナで同じ対策をして失敗した。

最初はどんなウイルスなのかわからなかったので、仕方がなかったのですが、ずっと同じ考え方を引きずったまま、今に至っているのが問題。結果、ワクチン以外の出口戦略を描けなくなっている。

小林　そのワクチンも、次々に出てくる変異株に効かなくなっていく可能性が高いわけですね。ワクチンが効かないと判明したときに、どこに出口を見いだすのか。あの人の場合、ただただ、「人流を減らせ」「会食するな」「酒を出すな」と自粛を求めるだけじゃないかと思うんですよね。このままだと、日本国民は全員、息の根を止められてしまいますよ。最近になって「人の行動制限に頼る時代は終わった」とか言い出し始めてますけど、最初からそんな時代ではなかったんです。

日本では「ワクチン打ってもマスクは必要」なんて話になっているわけで、これじゃあ、永遠に終わらない。だから、早く尾身会長を更迭すべきですね。

井上　私もそう思います。

第7章 コロナ禍と死生観

人の死に方を知らない

小林　今回のコロナ騒動は、日本人の死生観が浮き彫りにされたとわしは思っているんです。

井上　毎年138万人死ぬのが、日本の日常の死であると。それを、健康保険や介護保険という国民皆保険の非常に素晴らしい制度があるがゆえに、じいちゃん、ばあちゃんみんな、老健施設や病院に預けて、死を自分の家庭の中から除外して、日常から隠してしまっている。

　がんや心筋梗塞、脳卒中の人でも、最後は普通の風邪が原因で肺炎を引き起こして、呼吸ができなくなって亡くなることが、非常に多いんですよ。人がどうやって死んでいくのかが見えなくなっているから、それでちょっと死んだら、わーっと過剰反応するんですね。医者ですら、専門が違えば、知らなかったりする。人の死に方を知らないまま、感染者や死者を毎日、毎日、カウントし続けて可視化したからパニックが起きたのです。

小林　死のイメージがわかないから、死を異常に恐れる社会になっていますよね。

わしは『コロナ論』で、コロナウイルスの愛らしい「コロナ君」というキャラを作って、「コロナ君は優しいから子供を殺さないんだ。寿命を迎えたお年寄りを天国に連れていってくれるんだ。それなのにみんなは怖い怖いっていじめるんだ」って描いているんですが、こういうことを言うとやっぱり怒る人がいるんですね。「ふざけるな！」って言われたから、「ふざけてますよ！」って答えたんですけどね。漫画ですからね（笑）。

井上　笑いを生み出すのが仕事ですからね。

小林　いや、だけど、真面目な話、季節性インフルエンザも高齢者を天国に連れて行きますが、子供もたくさん殺すんですよね。重症化して、仮に助かっても、重い障害が残ったりする。日本ではインフルエンザよりコロナの方が全然死者数は少ないし、ウイルス干渉でインフルエンザが流行らなくなったから、逆に超過死亡はマイナスになっちゃったんです。

それで何を恐れる必要があるのか。みんな何を恐れているのか。

井上　我々が健全な死生観を取り戻すことが、コロナ騒動の一番大事な出口だと思います。

小林　みんなね、「ウイルスとは病気を引き起こす恐ろしいもの」としか捉えていないんですよね。
わしは新型コロナウイルスが入ってきて、大騒ぎになったときに、自分で統計データを調べたり、「この人なら」と思える人に話を聞いたりしてきたんですが、「そもそもウイルスとは何か」ということも勉強してみたんですね。
そしたら、我々人間の遺伝子には、ウイルス由来の遺伝子が組み込まれていると知って、衝撃を受けたんです。遺伝子というのは親から子へ、垂直に伝わるものだと思っていたら、横からウイルスによって水平に入ってくることもあるんだと。

井上　遺伝子の進化には垂直と水平の経路があるわけですね。

人間の遺伝子にはウイルスの遺伝子が組み込まれている

小林　遺伝子が横から入り込んでくることにビックリした。

井上　親から子への垂直が99・9%以上でメインストリームですが、ごく稀に横から入ってくるんですね。

小林　ウイルスの遺伝子を組み込むことで、生物は進化してきた。受精卵の段階でさまざまなウイルスが組み込まれ、ほとんどが死んだんでしょうが、その中から生き残り、さらに生存に有利な機能を持ったものだけが生き残ってきた。

たとえば、ほ乳類が持つ胎盤は、大昔にレトロウイルスが遺伝子に組み込まれて生まれたもので、母親の免疫機能が胎児を異物として攻撃するのから守っている。

井上　そうですね。ウイルスのおかげで、恐竜からほ乳類に進化できた。

小林　ネズミ程度の大きさだった最初のほ乳類が胎盤を持つことで、体の中で子供を保護して移動できるようになり、地球上で勢力を拡大でき、そこからさらにさまざまに進化できたということですよね。

勉強して初めて、ウイルスとは何か、なぜ動物はウイルスに感染するのかが、ようやくわかった。ウイルスに感染するのは、進化のために必要だからですね。

井上　現実に、新型コロナウイルスのＲＮＡ（リボ核酸）が人の細胞のゲノム（ＤＮＡの遺伝情報）に組み込まれているとする論文が、今年の４月にＰＮＡＳ（米国科学アカデミー紀要）に出ています（※７）。

回復したコロナ患者が、その後も長期にわたって検査で陽性になったり、いったん陰性になったのにしばらくしたらまた陽性になったりするという現象が起きていて、それは再感染しているのではなく、コロナウイルスのＲＮＡが逆転写されて、人の細胞のＤＮＡに組み込まれ、ウイルスを産生しているのではないかという仮説を検証したものです。これは非常に物議を醸した論文で、まだ結論は出ていませんが、非常に興味深いです。

小林　へー、コロナでもそんなことが起きている可能性があると。わし、こういうこと、学校で教えたほうがいいと思うんですけどね。

井上　大学の医学部では習いますけどね。ＲＮＡが先で、そこからＤＮＡができたと。ＲＮＡは不安定だから、どんどん進化（変異）していく。そのスピードが極めて速いわけです。コロナの変異が速いのも一緒です。

小林　うんうん。高校の理科で、ＤＮＡがらせん状になっているとか習った記憶がありますが、ウイルスの遺伝子が入ってきて、それで進化してきたなんて習いませんよね。なんでそこまで教えてくれなかったんだって、思いましたよ。

井上　いやいや、小林さんが高校生だった頃には、まだそこまでわかっていなかったので（笑）。人のゲノムがすべて解析されたのが２００３年です。

小林　ああ、そうなんですか。

ウイルスに人間中心主義は通用しない

井上　今、高校で学んでいるかは知りませんが、たぶん、ＤＮＡのふるさとがＲＮＡであるということは学んでいないんじゃないですかね。これは進化生物学というディープなジャンルなので。

小林　ダーウィンの進化論は習ったんですが、まさか進化の核心部分にウイルスがいたとは思わなかったんですよ。ダーウィンの進化論は、ちょっとずつ、ちょっとずつ変わっていって、いろんな生物ができたっていう、ボヤーっとした話ですよね（笑）。こんなダイナミックなことが起きていたなんて、みんな知るべきなんですよ。
　みんな、ひたすらウイルスというのは毒物であって、何が理由かわからないけど、無慈悲に人を殺すだけの敵だと思っている。だから、共産党や立憲民主党の議員はゼロコロナだと言っているじゃないですか。東大出ているような議員がゼロコロナを主張している。ウイルスは完全なる敵だと。全部殺してしまえと。

井上　そういう意味では、日本の教育の貧しさの一端が表れているのかもしれませんね。教育や研究に、ちゃんとお金をかけないからこういうことになる。

小林　野党議員は日本の教育の敗北を体現していますよ（笑）。

ウイルスが生物にとって必要なものであることがわかったのと同時に、わしが思ったのは、結局、このウイルスってものは、人間の力ではどうにもならんぞと。つまり、ウイルスにはヒューマニズムが通用しない。

井上　ウイルスは生物ではなくて、物質ですからね。人間中心主義が通用しない。

小林　そうそう。この自然界に存在する物質なんですよ。生物は取り込んで利用しようとするから感染するし、マズイとなったら排除しようと免疫が働くだけ。新しいウイルスが出てきたから、人間のほうがウイルスにちょっかい出しているようなものなんです。それで痛い目に遭って、免疫を働かせて排除する。

だから、人間中心主義で、こざかしい浅知恵を働かせて、「このウイルスは有害だから排除しよう」として、マスクして、人流減らして、ワクチン作ったって、全然通用しなかった。結局、長い進化の歴史の中で作られてきた免疫機構で戦うしかないという状態。

井上　世界中で全部、失敗したわけですよね。ロックダウンしても、外出規制しても、飲食店を営業禁止にしても、全く減らなかった。おそらくワクチンも、変異株が出てきて全く効かなくなるでしょう。

コロナウイルスは物質で、意志も主義主張もなく、ただ2週間に1回、分子時計に従って変異し続け、1年間に1万種類にもなる。その中から感染を広げやすいものだけが生き残っていく。人の手に負えるものではありません。

100万人死んでも集団免疫しかない

小林　わしは『コロナ論1』で、木村盛世《きむらもりよ》さん（元厚生労働省医系技官で現在、一般社団法人パブリックヘルス協議会代表理事）と対談したときに、まだどんなウイルスかよくわかっていない頃だったので、彼女は「集団免疫に達するまでに日本では100万人が死ぬ」とアンケートに答えてくれたんです。だから、一度は集団免疫を訴えるのはダメかもと思ったんですよ。

だけど、危険思想だと言われようが何だろうが、集団免疫しかないぞ、100万人死のうともそれしか終わらせる方法はないぞと描こうと思い直した。ウイルスは人間中心主義が通用しない相手で、それしか方法がないんだから。

まさか、第一波でほとんど無症状のまま、集団免疫に達していて、変異株が出るたびに流行して何度も集団免疫に達していたとは思わなかったけど（笑）。

実際は100万人も死ななくて、一年半経っても、1万5千人程度しか死ななかった。例え100万人死ぬとしても、自然に抗っても仕方がないと。これだけ地震や台風など災害の多い日本列島に住んでいる日本人は、そういう死生観を持っていたと思うんですけどね。そういうなかで淡々と生きていく。

井上　おっしゃる通りで、人はどうやって生きて、どうやって死んでいくのか、その事を見つめ直す必要があると思います。そのときに初めて、コロナも同じ世界の中にいる仲間なんだという見方ができると思います。

小林　そうなんですよ。結局は抗ったって仕方がない。そういうウイルスが現れてきたのならば、人類がそこから突然変異を起こして進化するのかもしれないし、あるいは絶滅するのかもしれない。でも、おそらく、絶滅することはないなと。どれだけ死んでも、必ずそれに対抗するように体内の変化が起こってくるんじゃないかと思ったんですよ。ひょっとしたら、突然変異するのは人間ではなくて、ネズミとか鳥とかが突然変異して、劇的に進化して、地球上を支配するのかもしれないけど。

井上　3万年後とかにね。

小林　そうそう。

井上　おそらく人類の究極の天敵は、細菌やウイルスなどの病原体であると。これは人類に限らず、動物にとっての究極の天敵は病原体ですね。これは事実だけれども、人間がそれで滅びることはない。人間が滅びるのは地球環境がちょっとした咳をしたり、くしゃみしたりしたときで、一瞬にして人類は絶滅の危機にさらされる。

小林　そうですね。

井上　進化生物学的な研究で、地球上の生物は何度も絶滅の危機を経験してきたことがわかっているわけですね。巨大隕石が落ちたり、気候変動が起きたりで、絶滅するときは一瞬です。最終的にとどめを刺すのは地球規模の大変動で、細菌やウイルスなどの病原体とは動的平衡で、よたよたと共生し続けるというのが進化生物学的な結論ですね。

小林　コロナも放置しておけば、そのうちに弱毒化して、人類も免疫を鍛えられてだんだん死ななくなるということですよね。ただ、遺伝子ワクチン接種を進めたことによって、逆転写したＤＮＡが、ゲノムに入り込み、遠い将来、妙な人間が産まれてくるかもしれないし、わしは自然感染して、免疫との動的平衡をとりながら生きる人類の方が多数になることを願いますね。

神の摂理には逆らいたくない。

あとがき

50年前の大学院生時代に、私は恩師・妹尾左知丸《せのおさちまる》先生からワクチンの研究を勧められました。当時のワクチンは病原体を弱毒化した生ワクチンや化学処理した死菌ワクチンが主流で、どちらも一長一短ありました。私は病原体の抗原構造を生きた状態に保ちながら死菌化することで安全で有効なワクチンができると考え、大阪大学医学部に内地留学して研究に取り組みました。その後、分子生物学のめざましい進歩により当初の目的も達成され、私の興味は活性酸素や生体防御論などの研究に広がっていきました。それから半世紀ぶりにコロナウイルスのワクチンと再会することになりました。

「ワクチンさえ打てば、この窒息状態から脱け出せる」

長引くパンデミックと自粛のなかで、世界中の人々がそう信じた遺伝子ワクチンは唯一の〝救いの光〟のように見えていました。

ところが、現実にはそうはなりませんでした。世界に先行して接種を進めていたイスラエルや欧米などではデルタ株の感染拡大を止められず、「重症化を抑える効果」にも疑問符がついています。

その一方で、日本においてmRNAワクチンが、7月30日までに約8780万回接種され（1〜2回接種）、同日までに接種後早期にファイザー社製ワクチンで912件、モデルナ社製で7件亡くなられました（厚労省副反応検討部会）。その大半が「ワクチンとの因果関係は不明で評価できない」とされています。しかし、その死因として報告されている心筋梗塞、心筋炎、くも膜下出血、脳出血などは、血栓症や血管障害です。病理解剖がほとんど実施されていないために、原因不明として処理されているのです。

ワクチンは、リスクとベネフィットを比べて、打つか否かを判断するものです。小林さんとの対談でお話ししたことですが、読者の皆さんには以下の6つの要点を改めて意識して、ワクチンを接種すべきか否かを判断していただきたいと思います。

1）新型コロナの本質は血栓症である事実。
2）スパイクたんぱくが血栓を作る毒物であるという事実。
3）ワクチン接種後早期死亡の多くが、血栓や血管病態である事実。
4）mRNAワクチンは肝臓や脾臓、骨髄、卵巣などに集積する事実。
5）スパイク抗体の血中半減期は短寿命のために、予防効果は数か月で切れる事実。
6）DNAワクチンは体内で半永久的に作用し続ける事実。

大半の医師はこれらの事実すら知らないまま、「ワクチンで全て解決する」と信じて真面目に接種を進めています。

遺伝子ワクチンは、コロナに対する恐怖感から長期的な影響を検証しないまま接種が始まりました。今、世界中で第四相臨床試験として人体実験をしている状態です。コロナのリスクが高い高齢者が打つのならまだしも、日本ではいまだに死者が0人の子供や、死者が10人の若い生殖世代（20代：8月12日現在）にまで、半ば強制的に接種させようとしていることは医療常識として考えられない暴挙です。

今、流行しているデルタ株はいずれ収束しますが、数か月後にはまた新たな変異株が誕生して感染が広がり、これが永遠に繰り返されます。デルタ株の感染拡大が止まらない国では3回目の接種が始まっていますが、本書を読まれた方の多くは、今のワクチンでは新たな変異株を制圧できないことにすでにお気づきのことと思います。人類はウイルスと共生していく以外に道はないのです。

もちろん、高齢者にとってはリスクがある感染症であり、有効な感染対策をすべきです。それが「手洗い、うがい、鼻洗浄、口腔ケア、トイレの消毒清掃」ということです。特に、トイレには内側にアルコール消毒剤を置き、使用前後に便座やドアノブなどを消毒して手洗いをしっかりする。この基本的な感染予防を行えば、後はコロナのことなど気にせず、思い切り仕事や勉学に励んでいただきたく思います。半世紀にわたる私の研究者人生の全てを賭けて、このことを日本の皆様にお伝えしたいと思います。

最後に、半世紀もの研究生活とコロナ禍での逆境を常に支えてくれた井上啓子医師にこの場を借りて感謝します。

井上正康

出典

P48（※1）
SARS-CoV-2 Spike Protein Impairs Endothelial Function via Downregulation of ACE 2　2021年3月31日
https://www.ahajournals.org/doi/full/10.1161/CIRCRESAHA.121.318902

P50（※2）
The novel coronavirus' spike protein plays additional key role in illness 2021年4月30日
https://www.salk.edu/news-release/the-novel-coronavirus-spike-protein-plays-additional-key-role-in-illness/

P53（※3）
「薬物動態試験の概要文」
https://www.pmda.go.jp/drugs/2021/P20210212001/672212000_30300AMX00231_I100_1.pdf

P73（※4）
The role of oral bacteria in COVID-19　2020年7月
https://www.thelancet.com/journals/lanmic/article/PIIS2666-5247(20)30057-4/fulltext

P87（※5）
Effectiveness of Adding a Mask Recommendation to Other Public Health Measures to Prevent SARS-CoV-2 Infection in Danish Mask Wearers 2021年3月
https://www.acpjournals.org/doi/10.7326/M20-6817

P98（※6）
SARS-CoV-2-reactive T cells in healthy donors and patients with COVID-19 2020年7月29日
https://www.nature.com/articles/s41586-020-2598-9

P177（※7）
Reverse-transcribed SARS-CoV-2 RNA can integrate into the genome of cultured human cells and can be expressed in patient-derived tissues 2021年4月19日
https://www.pnas.org/content/118/21/e2105968118

小林よしのり［こばやし・よしのり］

1953年福岡県生まれ。漫画家。『東大一直線』でデビュー。『おぼっちゃまくん』でギャグ漫画に旋風を巻き起こす。92年スタートの「ゴーマニズム宣言」は新しい社会派漫画、思想漫画として話題に。近著に、『コロナ脳』。

井上正康［いのうえ・まさやす］

1945年広島県生まれ。74年岡山大学大学院修了（病理学、医学博士）。92年大阪市立大学医学部教授（分子病態学）。2011年大阪市立大学名誉教授。宮城大学副学長等を歴任。現在、健康科学研究所所長、現代適塾塾長。

構成：清水典之
写真：太田真三
本文DTP：ためのり企画

コロナとワクチンの全貌

二〇二一年 一〇月五日 初版第一刷発行

著者 小林よしのり
井上正康
発行人 鈴木崇司
発行所 株式会社小学館
〒一〇一－八〇〇一 東京都千代田区一ツ橋二ノ三ノ一
電話 編集：〇三－三二三〇－五八〇〇
販売：〇三－五二八一－三五五五
印刷・製本 中央精版印刷株式会社

Printed in Japan ISBN978-4-09-825410-1